U0214612

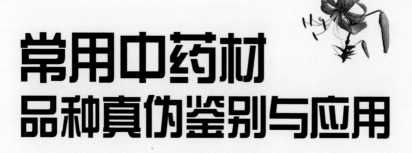

常用中药材
品种真伪鉴别与应用

广东省药品检验所 编

SPM 南方出版传媒

广东科技出版社｜全国优秀出版社

·广 州·

图书在版编目（CIP）数据

常用中药材品种真伪鉴别与应用 / 广东省药品检验所编 . —广州：广东科技出版社，2019.8
ISBN 978-7-5359-7254-5

Ⅰ . ①常… Ⅱ . ①广… Ⅲ . ①中药材－中药鉴定学 Ⅳ . ①R282.5

中国版本图书馆CIP数据核字（2019）第188813号

常用中药材品种真伪鉴别与应用
Changyong Zhongyaocai Pinzhong Zhenwei Jianbie yu Yingyong

出 版 人：朱文清
责任编辑：杜怡枫
封面设计：李　晶
责任校对：谭　曦
责任印制：彭海波
出版发行：广东科技出版社
　　　　　（广州市环市东路水荫路11号　邮政编码：510075）
销售热线：020-37592148/37607413
http://www.gdstp.com.cn
E-mail：gdkjzbb@gdstp.com.cn（编务室）
经　　销：广东新华发行集团股份有限公司
印　　刷：广州一龙印刷有限公司
　　　　　（广州市增城区荔新九路43号1幢自编101房　邮政编码：511340）
规　　格：889mm×1 194mm　1/32　印张7　字数165千
版　　次：2019年8月第1版
　　　　　2019年8月第1次印刷
定　　价：98.00元

《常用中药材品种真伪鉴别与应用》
编辑委员会

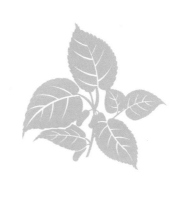

中药材及中药饮片是中医药理论的物质基础，其质量优劣直接关系到中医临床治疗的有效性和安全性。广东省是中药的使用大省，中医药文化有着深厚的群众基础，中药在广东人民防治疾病、日常饮食中发挥了重要作用。

在习近平新时代中国特色社会主义思想指导下，广东省各级食品药品监管部门采取一系列有效的措施，按照"四个最严"的要求，规范广东省中药饮片生产、销售和使用行为，广东省中药饮片总体质量得到明显提高。

为了更好地向公众普及中医药文化知识，广东省药品检验所组织专业技术人员编写了《常用中药材品种真伪鉴别与应用》一书。该书以广东省药品检验所微信公众号——广东药检中的"中药材真伪快速鉴别平台"的内容为基础，对其收载的部分品种进行了更全面的介绍，以通俗易懂、图文并茂的形式向公众科普中药材及中药饮片全生命周期的知识。同时，在帮助公众科学认识中药的基础上，每味中药材附有相应的药膳制作方法，指导公众膳食养生时合理地使用中药。相信该书的出版，能为广大群众购买、使用中药材（饮片）提供参考，为广东省中医药文化的推广奉献一分力量。

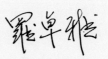

广东省药品检验所所长、党委书记

2019年3月15日

广东省是中医药大省，中医药文化在广东省有深厚的群众基础。"广东凉茶""老火靓汤"更是岭南中医药文化响亮的名片。中药材及中药饮片是中医防病治病的物质基础，其品种的真伪和质量的优劣直接影响着中医临床的疗效，涉及公众的身体健康与生命安全。

为了向公众更好地科普岭南中医药文化，广东省药品检验所组织经验丰富的一线检验人员编撰了《常用中药材品种真伪鉴别与应用》一书。本书是广东省药品检验所微信公众号——广东药检中的"中药材真伪鉴别微信平台"内容的延伸，选取广东省常用30种药食两用中药材品种，从原植（动）物形态到性状鉴别，再到相关药膳的制作与应用，进行了较为系统的科普介绍。本书通俗易懂，图文并茂，以中药材和中药饮片的鉴别点为重点，通过介绍可操作性强的简易鉴别方法，向公众传达中药材和中药饮片的真伪鉴别知识。广东省药品检验所联合广州厚朴饮食有限公司、广东新峰药业股份有限公司、广东心宝制药有限公司共同撰写了"药膳组方"，力求做到药膳组方合理，制作方法简便，口味佳，菜式美观。本书中介绍的药膳组方和食疗价值仅供读者参考，不能替代药品。

本书的出版得到了广州市科技创新委员会的立项资助。感谢广州市科技创新委员会对岭南中医药文化推广的大力支持。

由于中药材及中药饮片品种复杂，本书内容涉及多个学科知识，本书在编写中难免存在错漏，读者在阅读本书时有任何疑问，可通过来信、来电等形式向我们反馈，以共同推动岭南中医药文化得到更好的发展。

广东省药品检验所

本书所用的中药材与中药饮片的分类名称说明如下。

正品：是指符合《中华人民共和国药典》《广东省中药材标准》等法定标准收载的中药材与中药饮片。可按照法定标准规定的用法与用量供药用或食用的合格品。

非正品：包括混淆品、伪品和劣质品。混淆品是指在名称或外形上易与正品混用、误用，且在法定标准中有收载的中药材和中药饮片；伪品是指以其他不符合法定标准的类似植物、动物、矿物或人工制品等冒充正品中药材或中药饮片的假药；劣质品是指在中药材或中药饮片中加入泥沙等外源性杂质，二氧化硫残留量、农药残留量等超过标准规定限度的品种。

本书使用的计量单位

长度　　　　米（m）　厘米（cm）　毫米（mm）
　　　　　　微米（μm）

体积　　　　升（L）　毫升（ml）

质（重）量　千克（kg）　克（g）

温度　　　　摄氏度（℃）

时间　　　　小时（h）　分钟（min）　秒（s）

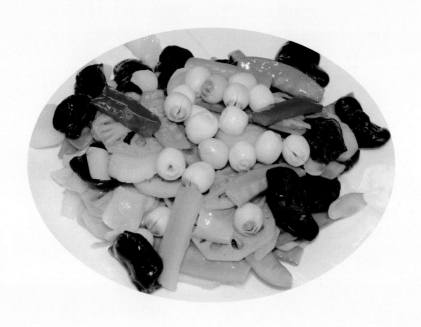

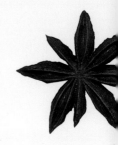

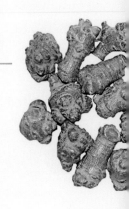

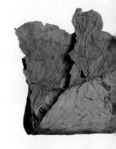

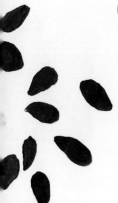

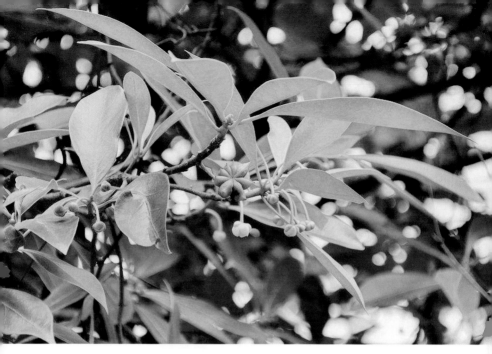

图 1-1　八角茴香原植物

01 八角茴香 ANISI STELLATI FRUCTUS

来源

本品为木兰科植物八角茴香 *Illicium verum* Hook. f. 的干燥成熟果实。秋、冬二季果实由绿变黄时采摘，置沸水中略烫后干燥或直接干燥。

【原植物形态】

常绿乔木，高达20m；树皮灰色至红褐色，有不规则裂纹；枝密集，呈水平伸展。叶互生，革质，椭圆形、椭圆状倒卵形或椭圆状披针形，长5～11cm，宽1.5～4cm，先端急尖或短渐尖，基部狭楔形，全缘，上面有光泽，对光照视可见透明的油点，下面疏生柔毛；叶柄粗壮，长约1cm。花单生于叶腋；花被片7～12，数轮，覆瓦状排列，内轮粉红色至深红色；雄蕊11～20，排成1～2轮；心皮通常8，有时7或9，离生，轮状排列。聚合果，八角形，直径约3.5cm，红褐色，蓇葖果顶端钝或钝尖，稍反曲。

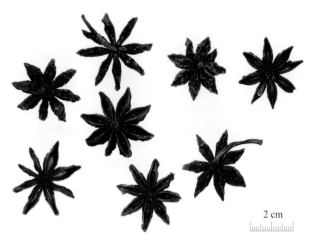

2 cm

图 1-2　八角茴香药材

【主要鉴别特征】

（1）本品为聚合果，多由8个蓇葖果组成，放射状排列于中轴上。

（2）蓇葖果长1～2cm，宽0.3～0.5cm，高0.6～1cm；外表面红棕色，有不规则皱纹，顶端呈鸟喙状，上侧多开裂；内表面淡棕色，平滑，有光泽；质硬而脆。

（3）果梗长3~4cm，连于果实基部中央，弯曲，常脱落。

（4）每个蓇葖果含种子1粒，扁卵圆形，长约6mm，红棕色或黄棕色，光亮，尖端有种脐；胚乳白色，富油性。

（5）气芳香，味辛、甜。

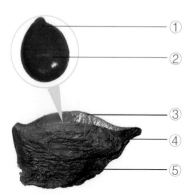

①种子尖端有种脐。

②种子表面光滑，有光泽。

③蓇葖果上侧开裂，内表面光滑。

④蓇葖果顶端呈鸟喙状。

⑤外表面有皱纹。

图 1-3　八角茴香鉴别特征

非正品

◆ **莽草**

　　本品为木兰科植物莽草*Illicium lanceolatum* A. C. Smith的干燥果实。

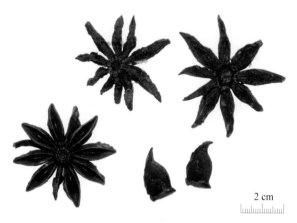

2 cm

图 1-4　莽草

◎ **与正品的主要区别点**

①本品为聚合果，通常由10～13个蓇葖果呈放射状排列而成。

②蓇葖果扁平，长1.5~2cm，外表面红褐色，先端有较长向
背侧弯曲的钩状尖头。

③果皮较薄，质脆。

④具特异香气，味淡，久尝麻舌。

①种子尖端的种脐平截。

②种子表面光滑，较八角茴香
的种子瘪瘦。

③蓇葖果上侧开裂。

④蓇葖果先端较长。

⑤果皮较八角茴香薄，表面有
皱纹。

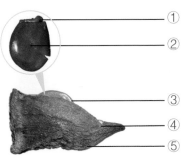

图1-5 莽草鉴别特征

◆ **野八角类伪品**

本品为木兰科八角属大八角*Illicium majus* Hook. f. et
Thoms.，红茴香*Illicium henryi* Diels等多种植物的果实。

◎ **与正品的主要区别点**

本类伪品外形、气味与八角茴香相似，主要区别为：八
角茴香味辛、甜；其他伪品味淡、味酸或味苦，久尝有麻
舌感。

莽草、红茴香等伪品含有莽草亭成分，有毒，不能
代替八角茴香使用。

【功能与主治】

温阳散寒，理气止痛。用于寒疝腹痛，肾虚腰痛，胃寒呕吐，脘腹冷痛。

【用法与用量】

3～6g。

药膳组方

※黄芪八角鱼丝

材　　料：草鱼丝400g，黄芪15g，八角5g，韭黄200g。（4～5人份）

制　　法：▲ 黄芪、八角略洗，煎汁备用。

　　　　　▲ 草鱼去骨、皮，切丝，去腥味后加黄芪、八角汁少许，略腌。

　　　　　▲ 草鱼丝上浆、下油锅滑炒，再加入煸炒过的韭黄、调料，略翻即可。

食疗价值：黄芪、八角、韭黄均为温热之物，草鱼性凉且具有滋阴的功效，这样温寒搭配，阴阳双补，具有益气温胃，增强免疫力和预防疾病的作用。

※八角拌芹菜腐竹

材　　料：八角5g，芹菜200g，腐竹50g，食盐2g，味精1g，米醋3ml，香油3ml。

制　　法：将八角研磨成粉备用。芹菜、腐竹分别切成段。再把芹菜放入沸水中焯一下，装盘，加入腐竹、八角粉、食盐、味精、米醋、香油，搅拌均匀即可，佐餐食用。

食疗价值：防治高血压、高脂血症等疾病。

※八角山药焖土猪肉

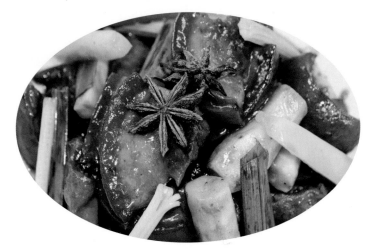

图1-6　八角山药焖土猪肉

材　料：山药200g，土猪肉600g，八角2粒，香叶3片，姜片，酱油、砂糖、料酒，食盐等调味料适量。

制　法：将土猪肉切厚片，烧锅放油，炒香备用；热油爆香姜片、香叶、八角，再将土猪肉及酱油、白砂糖、料酒等调味料同焖至土猪肉酥软，再加入山药收汁即可。

食疗价值：八角提香解腻，山药健脾，与土猪肉共焖，可健脾开胃，促进食欲。

02 巴戟天 MORINDAE OFFICINALIS RADIX

来源　为茜草科植物巴戟天 *Morinda officinalis* How的干燥根。全年均可采挖，洗净，除去须根，晒至六七成干，轻轻捶扁，晒干。

【原植物形态】

藤状灌木；根肉质肥厚，部分收缩成串珠状；小枝初被短粗毛，后变粗糙。叶对生，长椭圆形，长6～10cm，顶端急尖或短渐尖，基部钝或圆形，两面和叶腋均有毛；托叶鞘状，长2.5～4mm。花序为头状，或由3至多个头状花序组成的伞形花序，有花2～10朵，总花梗被粗毛；萼筒半球形，长2～3mm，萼檐近截平或浅裂，裂片大小不相等；花冠白色，裂片多为4片，长椭圆形，内弯。聚核果近球形，直径6～11mm，红色。

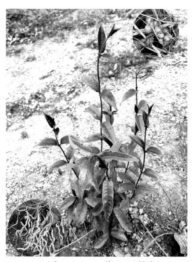

图 2-1　巴戟天原植物

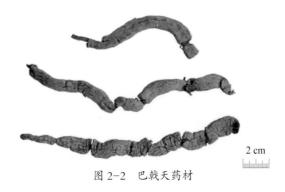

2 cm

图 2-2　巴戟天药材

【主要鉴别特征】

■ 巴戟天

　　本品呈扁圆柱形，略弯曲，长短不等，直径0.5～2cm。表面灰黄色或暗灰色，具纵纹和横裂纹，有的皮部横向断离露出木部；质韧，断面皮部厚，紫色或淡紫色，易与木部剥离；木部坚硬，黄棕色或黄白色，直径1～5mm。气微，味甘而微涩。

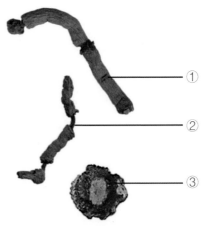

①表面具纵纹和横裂纹。

②外露的木部。

③断面皮部厚。

①

②

③

图 2-3　巴戟天鉴别特征

■ 巴戟肉

巴戟天净制后，蒸透，趁热除去木心，切段，干燥；或压扁后，干燥。本品呈扁圆柱形短段或不规则块。表面灰黄色或暗灰色，具纵纹和横裂纹。切面皮部厚，紫色或淡紫色，中空。气微，味甘而微涩。

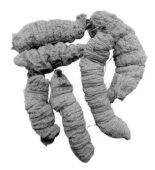

图 2-4　巴戟肉饮片

■ 盐巴戟天

巴戟天净制后，用适量盐水拌匀，蒸透，趁热除去木心，切段，干燥。本品呈扁圆柱形短段或不规则块。表面灰黄色或暗灰色，具纵纹和横裂纹。切面皮部厚，紫色或淡紫色，中空。气微，味甘、咸而微涩。

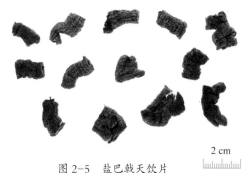

2 cm

图 2-5　盐巴戟天饮片

■ 制巴戟天

巴戟天净制后，用甘草水煮透，趁热除去木心，切段，干燥。本品呈扁圆柱形短段或不规则块。表面灰黄色或暗灰色，具纵纹和横裂纹。切面皮部厚，紫色或淡紫色，中空。气微，味甘而微涩。

非正品

◆ 假巴戟

为茜草科植物双华巴戟 *Morinda shuanghuaensis* C. Y. Chen et M. S. Huang的干燥根。

本品呈细长圆柱形，表面灰褐色，横裂纹较明显，皮部薄，易剥离。断面木部粗约占根的3/4。

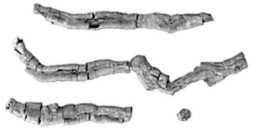

图 2-6　假巴戟

◆ 恩施巴戟

为茜草科植物四川虎刺 *Damnacanthus offcinarum* Huang 的干燥根。

本品呈短圆柱形、长条形或呈念珠状；表面土棕黄色或棕黑色，具不规则纵皱纹及细横皱纹，皮部厚；质硬，断面皮部紫色或淡紫色，露出的木部细，易折断，有的抽去木心。

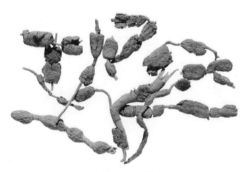

图 2-7 恩施巴戟

◆ **羊角藤**

为茜草科植物羊角藤 *Morinda umbellata* L. 的干燥根。

本品呈扁圆柱形，略弯曲，表面灰黄色或淡黄棕色，较粗糙，皮部薄，不易剥离。

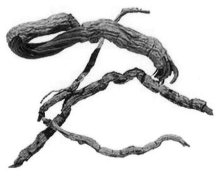

图 2-8 羊角藤

◆ **铁箍散**

为木兰科植物铁箍散*Schisandra propinqua*（Wall.）Baill. Var. *sinensis* O1iv. 的干燥根茎及藤茎。

本品根茎呈圆柱形，弯曲；表面棕褐色或黄棕色，具纵皱纹及深陷的横纹，有的皮部断裂而露出木部。藤茎呈圆柱形，细长而弯曲，表面棕褐色，具纵皱纹、横纹及疣状突起。断面皮部粉性，棕褐色；木部类白色，约占根茎及藤茎直径的4/5；味微苦，嚼之发黏。

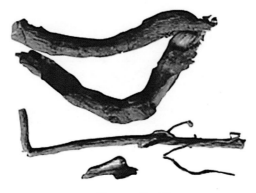

图 2-9　铁砸散

◆ **三叶木通**

为木通科植物三叶木通 *Akebia trifoliata*（Thunb.）Koidz. 的干燥根皮。

本品呈不规则片状或半卷筒状。外表面黄棕色、灰黄色或灰棕色，有的可见环裂纹；内表面淡黄色，粗糙，有纵长沟。质硬而脆，断面粗糙。

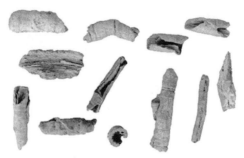

图 2-10　三叶木通

【功能与主治】

补肾阳，强筋骨，祛风湿。用于阳痿遗精，宫冷不孕，月经不调，少腹冷痛，风湿痹痛，筋骨痿软。

【用法与用量】

3~10g。

药膳组方

※巴戟杜仲牛尾煲

材　　料：牛尾800g，巴戟天25g，杜仲20g，黑枣10g，陈皮5g，龙眼肉10g，枸杞子10g，食盐5g，胡椒粒5g。

制　　法：▲ 牛尾剁成大块，洗净焯水，沥干。

▲ 巴戟天、杜仲用清水冲洗干净，沥干备用。

▲ 黑枣、陈皮、龙眼肉和枸杞子用清水冲洗干净，沥干备用。

▲ 锅中注入3 800ml清水，大火煮沸，再加入所有材料（枸杞子、食盐留用），再次煮沸后转小火煲3h。

▲ 放入枸杞子再煲30min，食用前加食盐调味即可。

食疗价值：巴戟天味甘、辛，性温热，有祛风湿、壮筋骨、补腰肾的作用。多与杜仲搭配，加入牛尾或猪尾，煲煮成汤水。杜仲味微辛，性温热，有补肝肾、暖子宫、安胎气的作用，并对腰膝酸痛、筋骨无力等症状有治愈疗效。

※巴戟苁蓉鸡

材　　料：巴戟天、肉苁蓉各15g，仔鸡1只（约350g）。

制　　法：巴戟天、肉苁蓉二药纱布包扎，备用。鸡去肠杂
　　　　　等，洗净，切块，加水与二药一起煨炖，以姜、
　　　　　花椒、食盐等调味。去纱布包后饮汤食肉。

食疗价值：主要以肉苁蓉、巴戟天补肾阳、益精血。用于肾
　　　　　虚阳痿。

※巴戟天酒

材　　料：巴戟天、牛膝、白酒。

制　　法：巴戟天、牛膝等量。用药材约10倍量的白酒浸泡2
　　　　　周。每次饮1～2小杯。

食疗价值：源于《千金要方》。本方主要以巴戟天补肾壮
　　　　　阳、强筋骨，以淮牛膝补肝肾、强筋骨，以酒助
　　　　　药力。用于肝肾不足，肾阳虚衰，阳痿，腰膝酸
　　　　　软，下肢无力。

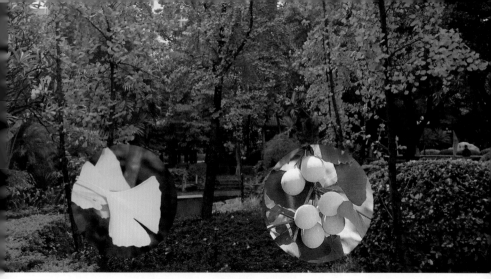

03 白果 GINKGO SEMEN

来源	为银杏科植物银杏 *Ginkgo biloba* L. 的干燥成熟种子。秋季种子成熟时采收，除去肉质外种皮，洗净稍蒸或略煮后，烘干。

　　我国特有树种，落叶乔木，高达40m，雌雄异株；银杏幼年及壮年树冠圆锥形，老则广卵形；树枝近轮生，雌株的大枝常较雄株开展；短枝密被叶痕，黑灰色；冬芽黄褐色，常为卵圆形，先端钝尖。叶扇形，有长柄，淡绿色，无毛，有多数2叉状并列细脉，顶端宽5～8cm，在短枝上常具波状缺刻，在长枝上常2裂，基部宽楔形，柄长3～10cm。球花雌雄异株，单性，生于短枝顶端的鳞片状叶的腋内，呈簇生状；雄球花莱黄花序状，下垂，雄蕊排列疏松；雌球花具长梗，梗端常分两叉，每叉顶生一盘状珠座，胚珠着生其上。种子具长梗，下垂，常为椭圆形、长倒卵形、卵圆形或近圆球形，外种皮肉质，熟时黄色或橙黄色，外被白粉；中处皮白色，

骨质，具2—3条纵脊；内种皮膜质，淡红褐色；胚乳丰富，味甘、略苦；子叶多为2枚。花期3—4月，种子9—10月成熟。

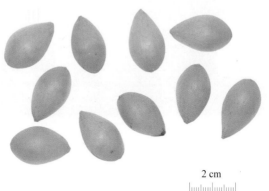

2 cm

图 3-2　白果药材

【主要鉴别特征】

　　本品略呈椭圆形，一端稍尖，另端钝，长1.5～2.5cm，宽1～2cm，厚约1cm。表面黄白色或淡棕黄色，平滑，具2～3

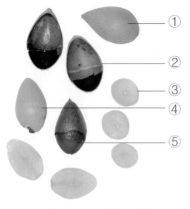

　　① 椭圆形。

　　② 中种皮。

　　③ 种仁横断面。

　　④ 种仁。

　　⑤ 内种皮。

图 3-3　白果鉴别特征

条棱线。中种皮（壳）骨质，坚硬。内种皮膜质，种仁宽卵球形或椭圆形，一端淡棕色，另一端金黄色，横断面外层黄色，胶质样，内层淡黄色或淡绿色，粉性，中间有空隙。气微，味甘、微苦。

【功能与主治】

敛肺定喘，止带缩尿。用于痰多喘咳，带下白浊，遗尿尿频。

【用法与用量】

5～10g。

本品生食有毒。

药膳组方

※白果蜜糖水

材　　料：白果10g，蜂蜜适量。

制　　法：白果炒后去壳，加水煮熟，加蜂蜜适量，喝汤食白果，每晚1次。

食疗价值：敛肺止喘。适用于支气管哮喘、肺结核咳嗽。

※鸡蛋纳白果

材　　料：白果2个，鸡蛋1个。

制　　法：白果去皮研末。鸡蛋打破1孔，纳入白果末，蒸熟服。每日1～2次。

食疗价值：固涩止遗。适用于白带、白浊、遗精以及小儿
腹泻。

※芝士白果南瓜盅

材　　料：白果仁15g，鲜百合20g，南瓜300g，椰汁、芝士
　　　　　片适量。

制　　法：白果仁煮熟，鲜百合焯水，芝士片切碎后备用。
　　　　　南瓜切块，蒸熟，取150g南瓜与处理好的白果
　　　　　仁、百合、芝士拌匀；剩余的南瓜块与椰汁打成
　　　　　浆，煮沸，淋入。

食疗价值：百合清润，白果敛肺，加上芝士提香，与南瓜搭
　　　　　配，是一道低热量的美食，有润肺止咳，滋养安
　　　　　神，调节血糖的功效。

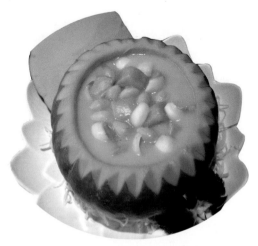

图3-4　芝士白果南瓜盅

04 百合 LILII BULBUS

来源 本品为百合科植物卷丹 *Lilium lancifolium* Thunb.、百合 *Lilium brownii* F. E. Brown var. *viridulum* Baker或细叶百合 *Lilium pumilum* DC. 的干燥肉质鳞叶。秋季采挖，洗净，剥取鳞叶，置沸水中略烫，干燥。

【原植物形态】

1. 卷丹

鳞茎近宽球形，高约3.5cm，直径4～8cm；鳞片宽卵形，长2.5～3cm，宽1.4～2.5cm，白色。茎直立，带紫色条纹，具白色绵毛。叶互生，无柄矩圆状披针形或披针形，长6.5～9cm，宽1～1.8cm，两面近无毛，先端有白毛，边缘有乳头状突起，有5～7条脉，上部叶腋有珠芽。花3～6朵或更多；苞片叶状，卵状披针形，长1.5～2cm，宽2～5mm，先

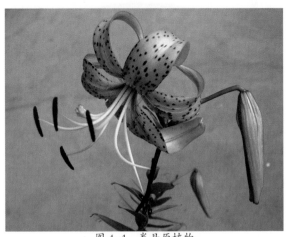

图 4-1　卷丹原植物

端钝，有白绵毛；花梗长6.5～9cm，紫色，有白色绵毛；花下垂，花被片披针形，反卷，橙红色，有紫黑色斑点；外轮花被片长6～10cm，宽1～2cm；内轮花被片稍宽，蜜腺两边有乳头状突起，尚有流苏状突起；雄蕊四面张开；花丝长5～7cm，淡红色，无毛，花药矩圆形，长约2cm；子房圆柱形，长1.5～2cm，宽2～3mm；花柱长4.5～6.5cm，柱头稍膨大，3裂。蒴果狭长卵形，长3～4cm。花期7—8月，果期9—10月。

2. 百合

花单生或几朵排成近伞形；花梗长3～10cm，稍弯；苞片披针形，长3～9cm，宽0.6～1.8cm；花喇叭形，有香气，乳白色，外面稍带紫色，无斑点，向外张开或先端外弯而不卷。蒴果矩圆形，长4.5～6cm，宽约3.5cm，有棱，具多数种子。花期5—6月，果期9—10月。

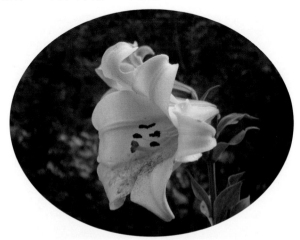

图4-2 百合原植物

3. 细叶百合

鳞茎卵形或圆锥形；鳞片矩圆形或长卵形，具薄膜，长2~3.5cm，宽1~1.5cm，白色。茎高15~60厘米，有小乳头状突起，有的带紫色条纹。叶散生于茎中部，叶片条形，长3.5~9cm，宽1.5~3mm，中脉下面突出，边缘有乳头状突起。花单生或数朵排成总状花序，鲜红色，通常无斑点，有时有少数斑点，下垂；花被片反卷，花粉近红色。蒴果矩圆形，长2cm，宽1.2~1.8厘米。花期7—8月，果期9—10月。

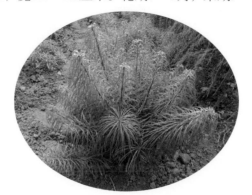

图 4-3 细叶百合原植物

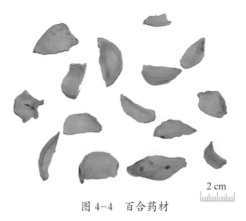

2 cm

图 4-4 百合药材

【主要鉴别特征】

■ 百合

本品呈长椭圆形，长2～5cm，宽1～2cm，中部厚1.3～4mm。表面黄白色至淡棕黄色，有的微带紫色，有数条纵直平行的白色维管束。顶端稍尖，基部较宽，边缘薄，微波状，略向内弯曲。质硬而脆，断面较平坦，角质样。气微，味微苦。

①平行的维管束特写。

②表面微带紫色。

③维管束放大。

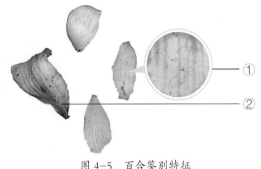

图4-5　百合鉴别特征

■ 蜜百合饮片

取净制的百合药材，用适量炼蜜炒至不粘手。本品表面淡黄褐色，有香气，味甜、微苦。

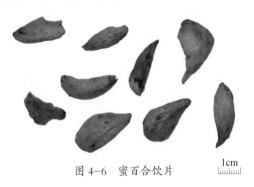

图4-6　蜜百合饮片

1cm

非正品

◆ 熏硫百合

　　本品为百合药材经过硫黄熏蒸而成。表面黄白色或类白色，可闻到较明显的刺激性酸臭气。

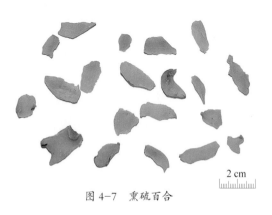

2 cm

图 4-7　熏硫百合

◎ 鉴别方法

　　取百合药材，剪碎成细颗粒，装入离心管至离心管表面刻度5～6ml处，加入纯净水至离心管刻度13ml处，大力振摇5s后放置，2min后再大力振摇5s，静置。2min后吸取上清液约1ml至塑料瓶中。往塑料瓶中加入1滴二氧化硫试剂C，摇

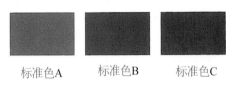

标准色A　　　　标准色B　　　　标准色C

图 4-8　二氧化硫标准比色卡

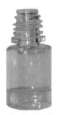

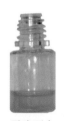
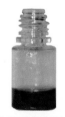

空白对照　　　　　　无硫百合　　　　二氧化硫残留量超标的百合

图4-9　百合的二氧化硫残留量快检结果

匀；再加入2滴二氧化硫试剂A，摇匀；最后加入2滴二氧化硫试剂B，摇匀，5min后观察塑料瓶中液体的颜色。若液体颜色比标准色B红，则显示本品的二氧化硫残留量可能超过国家标准限度；反之，合格。

> 二氧化硫快筛试剂盒（广东省药品检验所研制，广州安诺食品科学技术有限公司出品）包括二氧化硫试剂A、二氧化硫试剂B、二氧化硫试剂C各1支，离心管2支，塑料瓶1支等。

◆ **甜百合**

本品为百合科植物川百合*Lilium davidii* Duchartre（Liliaceae）的干燥肉质鳞叶。性状与百合相似，但整体较薄，角质样，味甜。

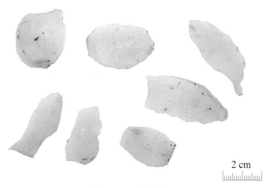

2 cm

图 4-10　甜百合

【功能与主治】

养阴润肺，清心安神。用于阴虚燥咳，劳嗽咯血，虚烦惊悸，失眠多梦，精神恍惚。

【用法与用量】

6～12g。

❧ 药膳组方

※山药银杏百合汤

材　　料：百合 15g，鲜山药 200g，莲子15g，白果10g，胡萝卜50g，枸杞子5g，冰糖 30g。

制　　法：▲ 鲜山药和胡萝卜洗净，削去外皮，再切成滚刀块。百合洗净，切去根部，掰成小瓣。

▲ 白果用沸水余3min，再剥去壳及里层薄皮。

▲ 锅中放入2 000mL冷水，大火烧沸后放入莲子、白果、胡萝卜和鲜山药，用小火煲煮1h。

▲ 冰糖、百合和枸杞子放入锅中，继续用小火煮15min即可。

食疗价值：山药和胡萝卜都具有补而不热、温而不燥的补脾养胃作用。这道汤水在寒冷的季节，非常适合老年人和平时身体虚弱的人饮用。

※百合雪梨汤

材　　料：百合30g，雪梨100g，冰糖适量。

制　　法：将百合用清水浸泡过夜，次日将百合连同清水一起倒入砂锅内，再加半碗清水，煮90min，百合已烂，纳入去皮、果核的雪梨块及冰糖，再煮30min即成。

食疗价值：有滋阴润肺的功效。

※百合炒香芹

材　　料：百合50g，芹菜150g。

制　　法：▲ 百合洗净，掰开备用。芹菜洗净、切段，用沸水焯10s，捞起沥干。

　　　　　▲ 热锅，加入适量油，百合大火翻炒，加入芹菜，煮熟后加适量食盐调味。

食疗价值：芹菜含有大量膳食纤维，可以增进胃肠蠕动。百合养阴润肺，调理气机，表里相调。二者互相搭配，对改善食欲，调节消化功能有很好的促进作用。

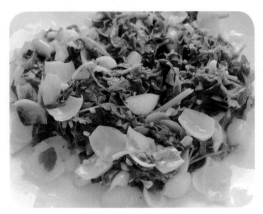

图 4-11　百合炒香芹

※百合银耳羹

材　　料：鲜百合15g，银耳50g，枸杞子5g，冰糖适量。

制　　法：银耳洗净，用水泡大，剪成小块。烧开水后，依次加入银耳、枸杞子和冰糖，煮沸3min，再放入鲜百合，煮30s即可。

食疗价值：银耳、百合均有滋润的作用，可以预防秋冬季气候干燥导致的皮肤干裂、咳嗽等。

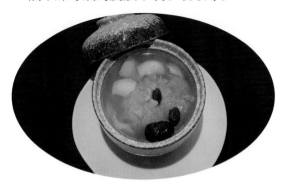

图 4-12　百合银耳羹

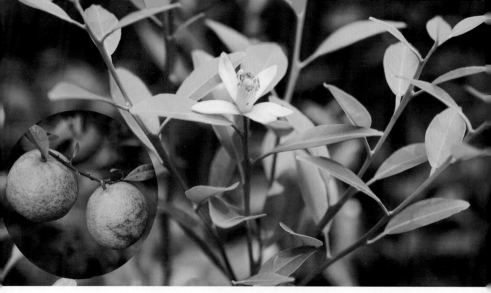

图 5-1　陈皮原植物（茶枝柑）

05 广陈皮 CITRI PERI CARPIUM RETICULATAE

来源

本品为芸香科植物茶枝柑 *Citrus reticulata* 'Chachi' 的干燥成熟果实。采摘成熟果实，2刀或3刀法剥取果皮，晒干或低温干燥，在室温条件下陈化三年或以上。

【原植物形态】

小乔木。根据栽培方式分为"圈枝"（分株）和"驳枝"（嫁接）两种。"圈枝"者无明显主杆，从基部生出数条茎；"驳枝"者有1明显主杆，在主杆有数条分枝。枝扩展或下垂，刺疏生。叶为单身复叶，翼叶通常狭窄（或仅有痕迹），叶片披针形、椭圆形或阔卵形，顶端常有凹口，叶缘在上半段有钝裂齿。花单生或2~3朵簇生，芳香，花瓣白色。果扁圆形，"圈枝"者果皮较薄，"驳枝"者果皮较厚，表面有大而明显的油点；果皮易剥离，中果皮（橘络）较少，对光照视，可见清晰透亮的油点。果肉酸，种子顶部狭尖，基部浑圆。

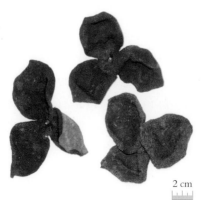

图 5-2　广陈皮药材

【正品主要鉴别点】

常3瓣相连，形状整齐，厚度均匀，约1mm。外表面橙红色或红棕色，有细皱纹和凹下的大型点状油室，对光照视，透明清晰。内表面浅黄白色，粗糙，附黄白色或黄棕色筋络状维管束。质较柔软。香气浓郁，味微苦。

①点状油室。
②内表面亦可观察
　到油室。

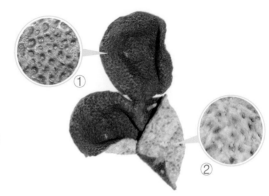

图 5-3　广陈皮鉴别特征

非正品

◆ 其他品种柑橘的果皮

常剥成数瓣，基部相连，有的呈不规则的片状，厚1~4mm。外表面橙红色或红棕色，有细皱纹和凹下的点状油室；内表面浅黄白色，粗糙，附黄白色或黄棕色筋络状维管束。质稍硬而脆。气香，味辛、苦。

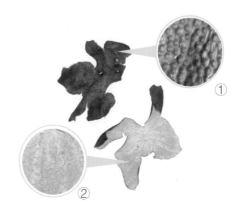

①点状油室。
②黄白色维管束。

图 5-4　陈皮鉴别特征

其他品种柑橘的干燥成熟果皮，为《中华人民共和国药典》收载的"陈皮"，但与广陈皮价格相差较大，应注意区分。

◆ 橙的果皮

本品呈不规则片状，果皮较厚，中果皮致密紧实。油室大小不一，有的呈疣状突起。

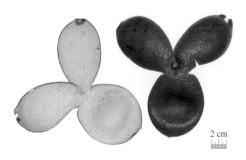

图 5-5 橙的果皮

◆ **变质的陈皮**

陈皮在久置陈化的过程中，受环境温湿度变化的影响，可能发生霉变，产生黄曲霉毒素，对人有强烈的肝毒性。可用由广东省药品检验所研制，广州安诺食品科学技术有限公司出品的"黄曲霉毒素B_1快筛试剂盒"进行检测，初步筛查样品的黄曲霉毒素B_1残留。

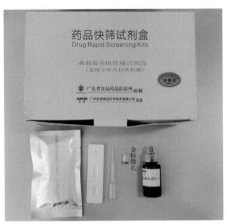

图 5-6 黄曲霉毒素 B_1 快筛试剂盒

◎ 操作方法

取适量样品敲碎，取碎样品约1g加入试剂瓶A中，拧紧盖子。间断大力震摇3min，静置待上层液澄清。取出金标微孔，用滴管吸取适量待测液，滴加6滴待测液于金标微孔中，2min后用滴管将金林微孔中的待测液体充分混匀，再等2min，将金标微孔中的待测液体全部转移到检测卡的加样孔中，10～15min后读取结果。

◎ 结果判定

阴性（－）：T线显色比C线深或一样深，标示样品中黄曲霉毒素B_1浓度低于检出限或不含黄曲霉毒素B_1残留。

阳性（＋）：T线显色明显比C线浅，或T线无显色，表示样品中黄曲霉毒素B_1浓度高于检测限，T线相比C线越浅，表示样品中黄曲霉毒素B_1浓度越高。

无效：未出现质控C线，表明操作过程不正确或检测卡已经失效。

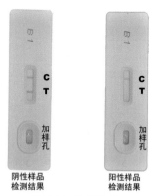

图 5-7 快筛结果

【功能与主治】

理气健脾，燥湿化痰。用于脘腹胀满，食少吐泻，咳嗽痰多。

【用法与用量】

　　3～10g。

❀ 药膳组方 ❀

※陈皮粥

材　　料：广陈皮10g，大米50g。

制　　法：▲ 广陈皮洗净，切细，水煎取汁，去渣；大米淘净，放入锅中，加入广陈皮汁及清水适量，煮为稀粥服食，每日1剂；

　　　　　▲ 或将陈皮研为细末，每次取3～5g，调入稀粥中服食。

食疗价值：可行气健脾，化痰止咳，适于脾胃气滞，消化不良，脘腹胀满，食欲不振，恶心呕吐，咳嗽痰多，胸膈满闷等。

※陈皮榄香骨

材　　料：广陈皮15 g，排骨300 g，乌榄肉10g，油、盐、白砂糖、生抽、料酒、姜等调味料适量。

做　　法：▲ 排骨切块，与盐、白砂糖和料酒拌匀腌制备用。

　　　　　▲ 广陈皮剪成丝，用热水泡发，捞出沥干水分，广陈皮水备用。

　　　　　▲ 热锅下油，将姜、蒜、葱段爆香，放入排骨和乌榄肉翻炒，然后放入广陈皮丝、生抽和广陈

皮水，加入盐和白砂糖调味，盖上锅盖，中火
焖10min，收汁起锅。

食疗价值：广陈皮可温胃散寒，还能增加此膳的甘香味，有
调节脾胃不适，改善食欲的作用。

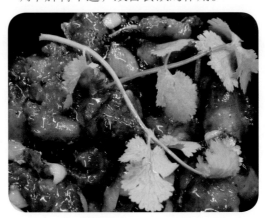

图5-8　陈皮榄香骨

※陈皮鲫鱼

材　　料：鲫鱼250g，广陈皮10g，生姜，胡椒，葱适量。

制　　法：▲ 将广陈皮泡开洗净，切丝；生姜切片；胡椒研
细；葱切段；鲫鱼去鳞杂，洗净。

　　　　　▲ 将广陈皮、生姜、胡椒、葱段等放入鱼腹内，
而后将鲫鱼放碗中，上面摆上姜片，再加入黄
酒、食醋、食盐、味精及清水适量，隔水炖熟
后服食。

食疗价值：可健脾暖胃，适于虚寒胃痛，慢性腹泻，慢性痢
疾，腹痛等。

※陈皮八宝鸭

材　　料：光鸭1只（约400g），广陈皮丝5g，糯米100g，莲
子、腊肉、虾米、瑶柱、冬菇等适量（依个人口
味调整）。

制　　法：▲ 将光鸭去骨，抹少许酱油、盐稍腌，备用。

　　　　　▲ 糯米蒸熟，莲子、腊肉、虾米、瑶柱、冬菇等
切丁，炒熟，与熟糯米饭拌匀，塞入鸭子腹
中，用竹签将鸭腹串好，防止馅料漏出。

　　　　　▲ 将广陈皮丝均匀铺在鸭子表面上，放入蒸锅，
大火蒸至鸭肉酥软，出锅。

　　　　　▲ 将蒸好的鸭子上碟，除去竹签，用蒸出的汤汁
勾芡，再淋在鸭子上即可。

食疗价值：鸭肉温补，糯米、莲子健脾胃，广陈皮在此膳中
能有效避除鸭肉的膻味，还能起到运化脾胃，解
腻开胃的作用。

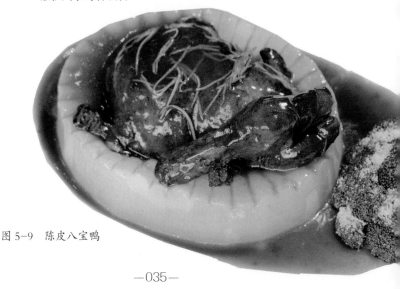

图 5-9　陈皮八宝鸭

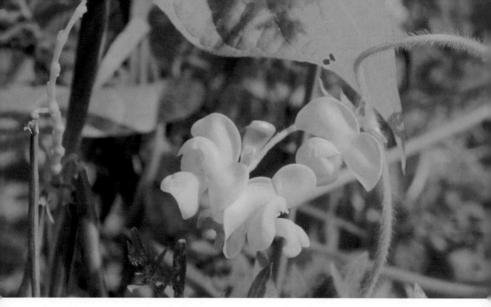

图 6-1 赤小豆原植物

06 赤小豆 VIGNAE SEMEN

来源 本品为豆科植物赤小豆*Vigna umbellata* Ohwi et Ohashi 或赤豆 *Vigna angularis* Ohwi et Ohashi 的干燥成熟种子。秋季果实成熟而未开裂时拔取全株，晒干，打下种子，除去杂质，再晒干。

【原植物形态】

1. 赤小豆

一年生草本。茎纤细，幼时被黄色长柔毛，老时无毛。羽状复叶具3小叶；托叶盾状着生，披针形或卵状披针形，两端渐尖；小叶纸质，卵形或披针形，长10～13cm，宽2～7.5cm，先端急尖，基部宽楔形或钝，全缘或微3裂，沿两面脉上薄被疏毛，有基出脉3条。总状花序腋生，有花2～3朵；苞片披针形；花梗短，着生处有腺体；花黄色，长约1.8厘米，宽约1.2cm；龙骨瓣右侧具长角状附属体。荚果线状圆柱形，下垂，长6~10cm，宽约5mm，无毛，种子6～10颗，长椭圆形，通常暗红色，直径3～5mm，种脐凹陷。花期5—8月，果期8—9月。

2. 赤豆

植株被疏长毛。托叶盾状着生，箭头形，长0.9~1.7cm；小叶卵形至菱状卵形，长5~10cm，宽5~8cm，先端宽三角形或近圆形，侧生的偏斜，全缘或浅三裂，两面均稍被疏长毛。花黄色，5朵或6朵生于短的总花梗顶端。花冠长约9mm，旗瓣扁圆形或近肾形，常稍歪斜，顶端凹，翼瓣比龙骨瓣宽，具短瓣柄及耳，龙骨瓣顶端弯曲近半圈，其中一片中下部有一角状凸起，基部有瓣柄；子房线形，花柱弯曲，近先端有毛。荚果圆柱状，长5~8cm，宽5~6mm，平展或下弯，无毛；种子通常暗红色，长圆形，长5~6mm，宽4~5mm，两头截平或近浑圆，种脐不凹陷。花期夏季，果期9—10月。

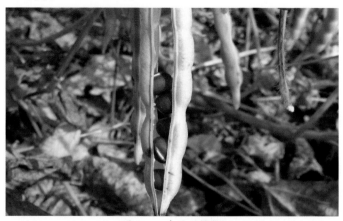

图 6-2　赤豆原植物

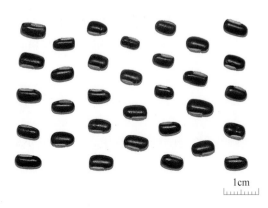

图 6-3　赤小豆药材

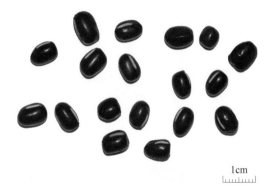

图 6-4　赤豆药材

【主要鉴别特征】

■ 赤小豆

　　呈长圆形而稍扁，长5~8mm，直径3~5mm。表面紫红色，无光泽或微有光泽；一侧有线形突起的种脐，偏向一端，白色，约为全长2/3，中间凹陷成纵沟；另侧有1条不明显的棱脊。质硬，不易破碎。子叶2，乳白色。气微，味微甘。

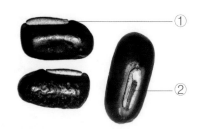

①线形种脐约占全长2/3。
②种脐中间凹陷成纵沟。

图6-5 赤小豆鉴别特征

■ 赤豆

呈短圆柱形，两端较平截或钝圆，直径4～6mm。表面暗棕红色，有光泽，种脐不突起。

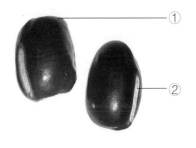

①两端较平截。
②种脐不突起。

图6-6 赤豆鉴别特征

非正品

◆ 决明子

为豆科植物决明 *Cassia obtusifolia* L.或小决明 *Cassia tora* L.的干燥成熟种子。本品在菜市场或农贸市场常以"野生赤小豆"的名义销售。本品甘、苦、咸，微寒。有清热明目，润肠通便的功效，与赤小豆作用不同，应注意两者应用的区别。

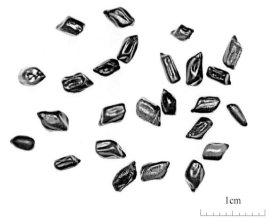

图 6-7　决明子

◎与正品的主要区别点

①本品略呈菱方形或短圆柱形，两端平行倾斜。

②表面绿棕色或暗棕色。

③背腹面各有1条突起的棱线，棱线两侧各有1条斜向对称而色较浅的线形凹纹（或浅黄棕色带）。

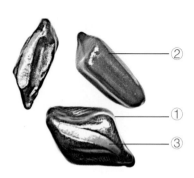

①菱方形或短圆柱形，两端平行倾斜。

②表面绿棕色或暗棕色。

③棱线两侧各有1条斜向对称而色较浅的线形凹纹。

图 6-8　决明子鉴别特征

◆ **相思豆**

　　为豆科植物鸡母珠 *Abrus precatorius* L.的干燥成熟种子。据文献报道，河南部分地区曾将鸡母珠的种子误作赤小豆使用。鸡母珠在广东有资源分布，种子有大毒，不能与赤小豆混用。

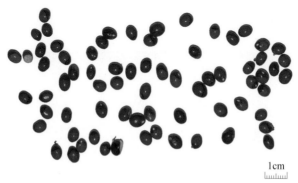

图6-9　相思豆

◎**与正品的主要区别点**

　　本品为椭圆形球体，种子表面的2/3为红色，占表面积1/3的顶端为黑色，种脐类圆形。

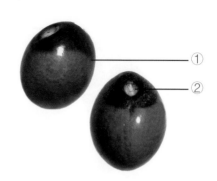

①顶端为黑色。
②种脐类圆形。

图6-10　相思豆鉴别特征

【功能与主治】

利水消肿，解毒排脓。用于水肿胀满，脚气浮肿，黄疸尿赤，风湿热痹，痈肿疮毒，肠痈腹痛。

【用法与用量】

9～30g。外用适量，研末调敷。

药膳组方

※五豆粥

材　　料：赤小豆、黄豆、绿豆、黑豆、白扁豆各10g，粳米100g。

制　　法：赤小豆、黄豆、绿豆、黑豆、白扁豆温水浸泡2h，捞起，加1000ml水煮烂，再加入粳米，共煮为稀粥，可根据个人口味加适量红糖或食盐调味。每日早晚温服。

食疗价值：此粥健脾胃、消水肿、利小便、止泻痢、通乳，适宜于乳汁不通或产后浮肿尿少等症，也可用于老年肥胖，症见手足浮肿、小便不利、大便稀薄等。

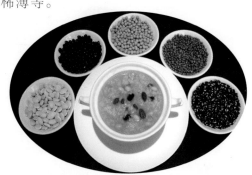

图6-11　五豆粥

※赤小豆冬瓜汤

材　　料：赤小豆50g，冬瓜500g。

制　　法：将上两味加水两碗，煮沸20min，少加盐即可。每日服用2次，食瓜喝汤。

食疗价值：此汤利小便、消水肿、解热毒，适用于急性肾小球肾炎而尿少者。

※鸡骨草赤小豆炖猪横脷

材　　料：鸡骨草30g，赤小豆30g，猪横脷50g，瘦肉100g，蜜枣10g，瑶柱10g，枸杞子5g，生姜5g。

制　　法：猪横脷切块，洗净，用清水浸泡0.5h去味；其余原料洗干净后放入锅内，按食用人数加所需清水，用大火烧开，再转慢火煲2～3h，调味即可。

食疗价值：猪横脷健脾祛湿，鸡骨草清热祛湿，赤小豆利水祛湿，三者合用，最适合在夏季饮用，有很好的祛暑湿的功效。

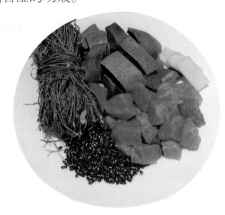

图 6-12　鸡骨草赤小豆炖猪横脷

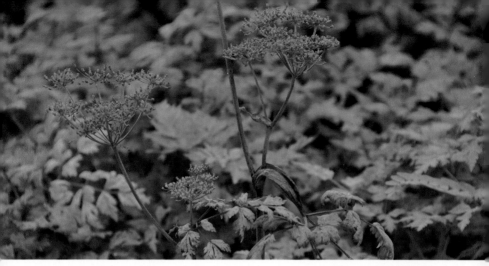

图 7-1 当归原植物

07 当归 ANGELICAE SINENSIS RADIX

来源	本品为伞形科植物当归*Angelica sinensis* (Oliv.) Diels的干燥根。秋末采挖，除去须根和泥沙，待水分稍蒸发后，捆成小把，上棚，用烟火慢慢熏干。

　　多年生草本。根肉质，多分枝，黄棕色，有浓郁香气。茎直立，绿白色或带紫色，有纵深沟纹，光滑无毛。叶三出式二至三回羽状分裂，基部膨大成管状的薄膜质鞘，基生叶及茎下部叶轮廓为卵形，长8~18cm，宽15~20cm，小叶片3对，近顶端的1对无柄，末回裂片卵形或卵状披针形，边缘有缺刻状锯齿，齿端有尖头；叶下表面及边缘被稀疏的白色细毛；茎上部叶简化成囊状的鞘和羽状分裂的叶片。复伞形花序，花序梗密被细柔毛；伞辐9~30；小伞形花序有花13～36；花白色，花柄密被细柔毛；萼齿5，卵形；花瓣长卵形，顶端狭尖，内折；花柱短。果实椭圆至卵形，背棱线形，隆起，侧棱成宽而薄的翅，与果体等宽或略宽，翅边缘淡紫色，棱槽内有油管1，合生面油管2。花期6—7月，果期7—9月。

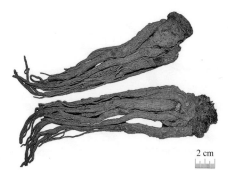

图7-2 当归药材

【主要鉴别特征】

■ 当归

本品略呈圆柱形，下部有支根3～5条或更多，长15～25cm。表面浅棕色至棕褐色，具纵皱纹和横长皮孔样突起。根头（归头）直径1.5～4cm，具环纹，上端圆钝，或具数个明显突出的根茎痕，有紫色或黄绿色的茎和叶鞘的残基；主根（归身）表面凹凸不平；支根（归尾）直径0.3～1cm，上粗下细，多扭曲，有少数须根痕。质柔韧，断面黄白色或淡黄棕色，皮部厚，有裂隙和多数棕色油点，木部色较淡，形成层环黄棕色。有浓郁的香气，味甘、辛、微苦。

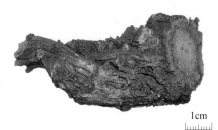

图7-3 归身

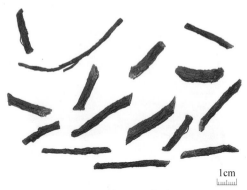

1cm

图 7-4　归尾

■ **当归片**

　　本品呈类圆形、椭圆形或不规则薄片。外表皮浅棕色至棕褐色。切面浅棕黄色或黄白色，平坦，有裂隙，中间有浅棕色的形成层环，并有多数棕色的油点，香气浓郁，味甘、辛、微苦。

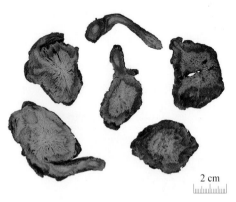

2 cm

图 7-5　当归片

■ 酒当归

本品形如当归片。切面深黄色或浅棕黄色，略有焦斑。香气浓郁，并略有酒香气。

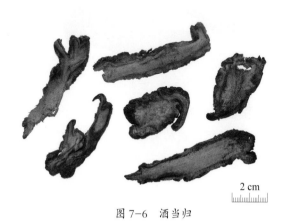

2 cm

图 7-6　酒当归

非正品

◆ 欧当归

本品为伞形科植物欧当归 *Levisticum officinale* Koch 的干燥根。本品呈圆柱形，根头部膨大，顶端有2个以上的茎痕和叶柄残基。有的有分支，长短不等，直径0.7～2cm。表面灰棕色或棕色，有纵皱纹及横长皮孔状疤痕。断面黄白色或棕黄色。气微，味微甜而麻舌。

　　已有服用本品后的不良反应报道，应注意与当归区别使用。

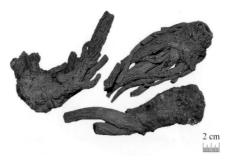

图 7-7　欧当归

◆ **二氧化硫残留量超标的当归**

　　本品为当归药材经过硫黄熏制。表面黄褐色，质感比当归药材更为柔韧，水分含量较高。除当归自身香气外，还能闻到略带刺激性臭气。

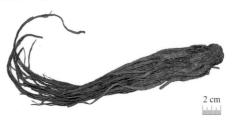

图 7-8　二氧化硫残留量超标的当归

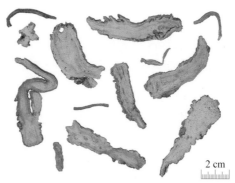

图 7-9　二氧化硫残留量超标的当归片

◎ **鉴别方法**

取当归药材或饮片，剪碎成细颗粒，用二氧化硫快检试剂盒（广东省药品检验所研制，广州安诺食品科学技术有限公司出品）快速检测样品中的二氧化硫残留量。若结果比标准色B红，则提示本品二氧化硫残留量可能超过国家标准限度（150mg/kg）。

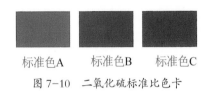

标准色A　　标准色B　　标准色C

图 7-10　二氧化硫标准比色卡

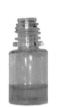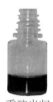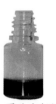

空白样品　无硫当归　无硫当归片　熏硫当归　熏硫当归片

图 7-11　当归的二氧化硫残留量快检结果

【功能与主治】

补血活血，调经止痛，润肠通便。用于血虚萎黄，眩晕心悸，月经不调，经闭痛经，虚寒腹痛，风湿痹痛，跌扑损伤，痈疽疮疡，肠燥便秘。酒当归活血通经。用于经闭痛经，风湿痹痛，跌扑损伤。

【用法与用量】

6~12g。

药膳组方

※当归乌鸡汤

材　　料：乌骨鸡1000g，女贞子25g，当归片50g，龙眼肉15g，食盐5g。

制　　法：▲ 乌骨鸡剖后洗净，放入滚开水中，高火3min，洗净。

▲ 女贞子、当归片、龙眼肉、乌骨鸡放入器皿内，加入沸水1000g，中火40min，食用时放入食盐即可。

食疗价值：补血养心，滋阴养虚，健脑安神，通便，抗衰老。

※当归咸香鸡

材　　料：光鸡1000g，当归片10g，沙姜（粉）15g，食盐适量。

制　　法：▲ 鸡洗净，晾干表面水分，将沙姜粉和食盐均匀涂抹在表面，腌制4h。

▲ 烤箱180℃预热5min，在腌好的鸡腹部放入当归片，放入烤箱，180℃烤20min，再调至200℃烤30min，即可出炉。

　　根据不同烤箱调整200℃烘烤的时间范围，防止鸡肉不熟或烤焦。

食疗价值：补血调血，行气温中。

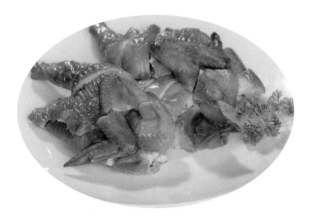

图7-12 当归咸香鸡

※当归鸡蛋红糖水

材　　料：红枣15g，鸡蛋100g，当归15g，红糖30g。

制　　法：▲ 当归用水泡10min，洗净，切成薄片。

　　　　　▲ 把切好的当归片放入锅中，加入适量清水，大火煮开后转中小火煮15min。

　　　　　▲ 鸡蛋放入锅中，加冷水，中火煮至蛋熟。

　　　　　▲ 取出鸡蛋，用冷水泡浸后，剥去鸡蛋壳，用刀叉在鸡蛋白的表面扎几个孔。

　　　　　▲ 把剥好的鸡蛋放入当归水中，调大火，煮开后转中小火继续煮10min左右。

　　　　　▲ 加入红糖，煮至红糖溶解即可。

食疗价值：补气补血、补虚调经，用于月经不调、月经稀少、面色发黄。

※当归醉鸭

材　　料：光鸭1500g，当归片15g，黄酒500ml，生姜、葱、食盐等调味料适量。

制　　法：▲光鸭洗净，在表面涂抹少许食盐，在鸭腹中塞入当归片。

　　　　　▲在鸭子表面铺上生姜片、葱段，倒入黄酒，大火蒸1h。

　　　　　▲取出蒸好的鸭子，弃去生姜片、葱，热油锅炒至表面金黄，即可。

食疗价值：当归补血，鸭肉滋阴，调以黄酒，具补血和血，调经止痛，润燥滑肠的功效。适合痛经，腰痛，血虚便秘，产后瘀血阻滞引起的小腹疼痛等人群食用。

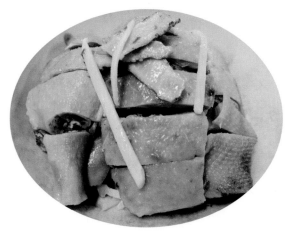

图 7-12　当归醉鸭

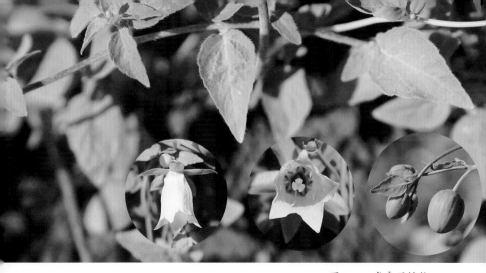

图 8-1 党参原植物

08 党参 CODONOPSIS RADIX

<table>
<tr><td>来源</td><td>本品为桔梗科植物党参Codonopsis pilosula (Franch.) Nannf.、素花党参Codonopsis pilosula Nannf. var. modesta (Nannf.) L. T. Shen或川党参Codonopsis tangshen Oliv.的干燥根。秋季采挖，洗净，晒干。</td></tr>
</table>

【原植物形态】

1. 党参

茎基具多数瘤状茎痕，根常肥大，呈纺锤状或纺锤状圆柱形，较少分枝或中部以下略有分枝，长15~30cm，直径1~3cm，表面灰黄色，上端5~10cm部分有细密环纹，而下部则疏生横长皮孔，肉质。茎缠绕，长1~2m，有多数分枝。在主茎及侧枝上的叶互生，在小枝上的叶近于对生，有疏短刺毛，叶片卵形或狭卵形，端钝或微尖，基部近于心形，边缘具波状钝锯齿，分枝上叶片渐趋狭窄，叶基圆形或楔形，上面绿色，下面灰绿色，两面疏或密被贴伏的长硬毛或柔毛，少为无毛。花单生于枝端，与叶柄互生或近于对生，有梗。花萼贴生至子房中部，筒部半球状，裂片宽披针形或狭矩圆形，长1～2cm，宽6～8mm，顶端钝或微尖，微波状或近于全缘；花冠上位，阔钟状，长1.8～2.3cm，直径1.8～2.5cm，黄绿色，内面有明显紫斑，浅裂，裂片正三角形，端尖，全缘；花丝基部微扩大，长约5mm，花药长形，长5～6mm；柱头有白色刺毛。蒴果下部半球状，上部短圆锥状。种子多数，卵形，无翼，细小，棕黄色，光滑无毛。花、果期7—10月。

2. 素花党参

与党参相似，区别在于全体近光滑无毛；花萼片较小，长约10mm。

3. 川党参

与党参、素花党参的区别在于：茎下部的叶基部楔形或较圆钝；花萼仅紧贴生于子房最下部，子房对花萼而言几乎为全上位。花、果期7—10月。

【主要鉴别特征】

■ 党参

（1）呈长圆柱形，稍弯曲，长10～35cm，直径0.4～2cm。

（2）表面灰黄色、黄棕色至灰棕色，根头部有多数疣状突起的茎痕及芽，每个茎痕的顶端呈凹下的圆点状。

（3）根头下有致密的环状横纹，向下渐稀疏，有的达全长的一半；栽培品环状横纹少或无。

（4）全体有纵皱纹和散在的横长皮孔样突起，支根断落处常有黑褐色胶状物。

（5）质稍柔软或稍硬而略带韧性，断面稍平坦，有裂隙或放射状纹理，皮部淡棕黄色至黄棕色，木部淡黄色至黄色。

（6）有特殊香气，味微甜。

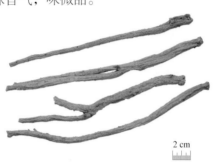

2 cm

图 8-2　党参药材

■ **素花党参**

（1）长10～35cm，直径0.5～2.5cm。

（2）表面黄白色至灰黄色，根头下致密的环状横纹常达全长的一半以上。

（3）断面裂隙较多，皮部灰白色至淡棕色。

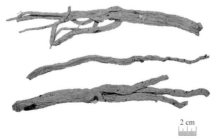

2 cm

图 8-3　素花党参药材

■ 川党参

（1）长10～45cm，直径0.5～2cm。

（2）表面灰黄色至黄棕色，有明显不规则的纵沟。

（3）质较软而结实，断面裂隙较少，皮部黄白色。

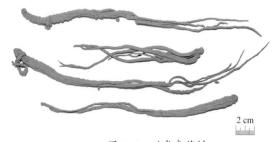

图 8-4　川党参药材

■ 党参片

　　本品呈类圆形的厚片。外表皮灰黄色、黄棕色至灰棕色，有时可见根头部有多数疣状突起的茎痕和芽。切面皮部淡棕黄色至黄棕色，木部淡黄色至黄色，有裂隙或放射状纹理。有特殊香气，味微甜。

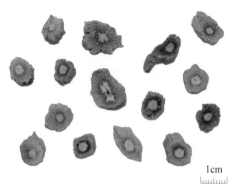

图 8-5　党参片

◆ 二氧化硫残留量超标的党参

本品为二氧化硫残留量超过标准规定限度的党参。本品表面黄白色，质地较软，可闻到较明显的刺激性臭气，口尝略酸。用二氧化硫快筛试剂盒（广东省药品检验所研制，广州安诺食品科学技术有限公司出品）检测，溶液颜色比标准色C红。

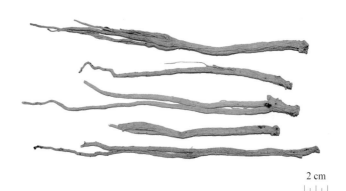

2 cm

图 8-6　二氧化硫残留量超标的党参

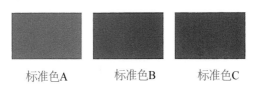

标准色A　　标准色B　　标准色C

图 8-7　二氧化硫标准比色卡

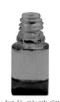

空白对照　　　无硫党参　　二氧化硫残留量　　二氧化硫残留量
　　　　　　　　　　　　　不超标的党参　　　超标的党参

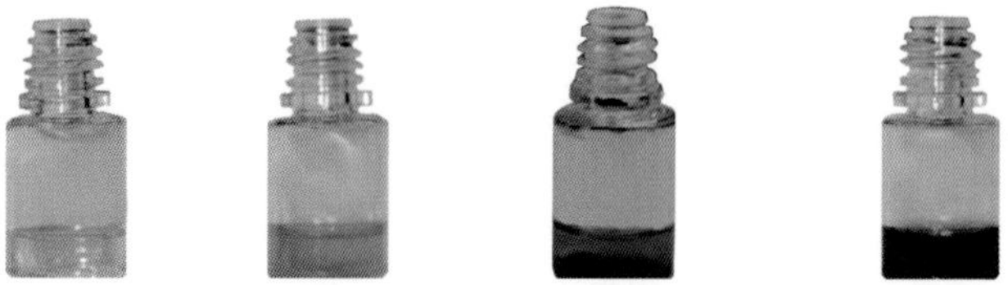

图 8-8　党参的二氧化硫残留量快检结果

【功能与主治】

　　健脾益肺，养血生津。用于脾肺气虚，食少倦怠，咳嗽虚喘，气血不足，面色萎黄，心悸气短，津伤口渴，内热消渴。

【用法与用量】

　　9~30g。

药膳组方

※党参百合红枣田鸡汤

材　　料：田鸡200~300g，党参15g，红枣50g，百合15g。

制　　法：▲ 党参、红枣(去核)、百合洗净；田鸡去皮及内脏，洗净，斩件。

　　　　　▲ 把全部食材放入锅内，加清水适量，武火煮沸后，文火煮1~2h，调味即可。

食疗价值：此汤有补气养血，滋阴解毒之功。适用于肺癌属气阴两虚者或其他癌肿放疗期间和治疗后气血不足者，症见身体消瘦，面色无华，精神疲倦，烦热失眠，少气懒言，咽干口燥等。

※党参红烧生鱼

材　　料：生鱼500g，党参20g，胡萝卜50g，料酒、酱油、生姜、葱各10g，食盐5g，味精、白砂糖各3g，素油50g，鲜汤200g，香菜30g。

制　　法：▲ 将党参润透，切成3cm的段；胡萝卜洗净，切成3cm见方的块；生姜切片，葱切段；香菜洗净，切成4cm的段。

▲ 将生鱼宰杀后，去鳞、腮、肠杂，洗净后沥干水分，放入六成热油中炸一下，捞起，沥油后备用。

▲ 将炒锅置武火上烧热，下入素油，烧至六成热时，下入生姜、葱爆香，再下入生鱼、料酒、党参、胡萝卜、食盐、味精、白砂糖、酱油、鲜汤烧熟，然后放入盘中，加入香菜即成。

食疗价值：补中益气，生津利水，补血。适用于脾胃虚弱、气血两亏、体倦无力、食少、口渴、水肿等症。本品药性平和，不燥不腻，善补脾肺之气而养血生津，为脾肺气虚、血少、津伤常用之品。

※党参红焖黄牛肉

材　　料：党参50g，陈皮10g，黄牛肉500g，生姜10g，八角3g。

制　　法：▲党参切段，陈皮切丝，用200mL温水浸泡。

　　　　　▲黄牛肉洗净余水，烧油爆香生姜片，放入黄牛肉翻炒至表面金黄，再加入党参、陈皮丝（连同浸泡的水）和八角，用大火烧开，转文火焖至酥软，收汁即可。

食疗价值：补中益气，行气健脾。党参温补中气，黄牛肉性温，擅长补气，与党参搭配，对气虚体弱的人群有很好的补益作用，再搭配陈皮调理气机，防止过于滋腻。

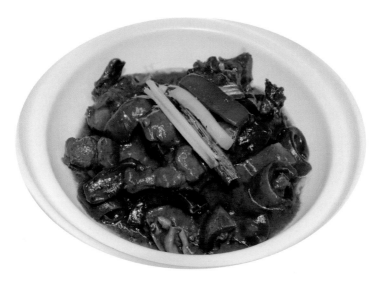

图8-9　党参红焖黄牛肉

09 冬虫夏草 CORDYCEPS

来源 为麦角菌科真菌冬虫夏草菌 *Cordyceps sinensis*（Berk.）Sacc. 寄生在蝙蝠蛾科昆虫幼虫上的子座和幼虫尸体的干燥复合体。夏初子座出土，孢子未发散时挖取，晒至六七成干，除去似纤维状的附着物及杂质，晒干或低温干燥。

【原生物形态】

冬虫夏草菌 冬虫夏草菌*Cordyceps sinensis*的无性型为中华被毛孢*Hirsutella sinensis*。菌丝体无色，有隔膜，分枝，平滑或具微疣，宽$1 \sim 4 \mu m$。分生孢子梗无色，单生或$2 \sim 8$个簇生于无色球形细胞组成的小子座上，不分枝至分枝。分生孢子无色，平滑，肾形或长椭圆形，（$5.4 \sim 14.0$）$\times$（$3.2 \sim 5.4$）μm，大多$2 \sim 6$个一群，被一黏被膜包围。

蝙蝠蛾科昆虫幼虫 刚孵出的幼虫体长2~3mm，体壁柔嫩、黄白色。初蜕皮的幼虫，头壳乳白色，后逐渐变为淡黄色、黄色、褐色、紫红色。低龄幼虫体黄白色或灰白色，幼虫体色随食料的颜色而有所变化，老熟幼虫深黄色或金黄色；老熟幼虫体长$30 \sim 54mm$，头宽$2.8 \sim 4.8mm$，体长约为头宽的10倍。

冬虫夏草菌感染寄主蝙蝠蛾科昆虫幼虫，穿透幼虫体壁并在幼虫体腔内发育和蔓延，菌丝体逐渐充满整个虫体。被感染的幼虫初期行动迟缓，最后虫体内的菌丝变为坚硬的"菌核"，即为"冬虫"，在适宜的条件下，从虫体头部长出短小的子座，子座继续生长并伸出地面，形状似嫩草，即为"夏草"。

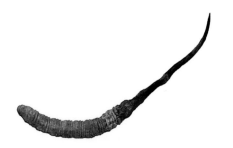

图 9-1　冬虫夏草药材

【主要鉴别特征】

本品由虫体与从虫头部长出的真菌子座相连而成。虫体似蚕，长 3 ~ 5cm，直径0.3 ~ 0.8cm；表面深黄色至黄棕色，有环纹20~30个，近头部的环纹较细；头部红棕色；足8对，中部4对较明显；质脆，易折断，断面略平坦，淡黄白色。子座细长圆柱形，长 4 ~ 7cm， 直径约0.3cm；表面深棕色至棕褐色，有细纵皱纹，上部稍膨大；质柔韧，断面类白色。气微腥，味微苦。

①头部。
②背部环纹（"三窄一宽"循环排列）。
③中部4对足。
④尾部。
⑤断面（可见内脏残迹）。

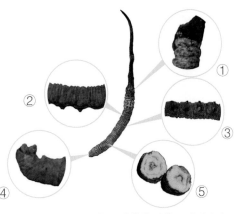

图 9-2　冬虫夏草鉴别特征（放大）

非正品

◆ 亚香棒虫草

虫体表面具黑点状气门，虫体中部表面纹理不呈"三窄一宽"排列。

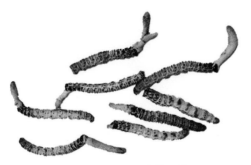

图 9-3　亚香棒虫草

◆ 凉山虫草

子座细长，虫体有足9~10对，表面纹理不规则。

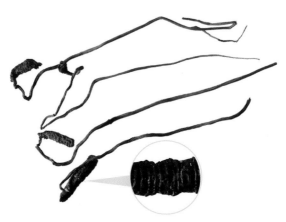

图 9-4　凉山虫草

◆ **新疆虫草**

通常无子座，偶见较短的子座，顶端膨大成圆球形，虫体中部表面纹理不呈"三窄一宽"排列。

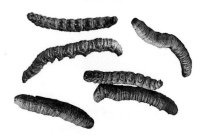

图 9-5　新疆虫草

◆ **蛹虫草**

为虫蛹与子座组成，无足，环节6个左右，子座常多枚，橙黄色。

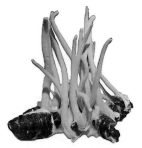

图 9-6　蛹虫草

◆ **甘露子**

为唇形科植物地蚕*Stachys geobombycis* C. Y. Wu的根茎。本品常被伪称为"鲜虫草""植物虫草"，以高昂的价格出售。其为地蚕的肉质根茎，多呈纺锤形，整体似蚕，节间膨大，节上有点状芽痕和须根痕。质脆，易折断，断面可见棕色形成层环。气微，味甜，有黏性。

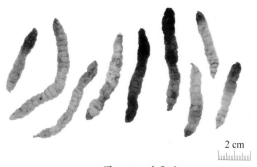

2 cm

图9-7　甘露子

◆ 染色的冬虫夏草

　　冬虫夏草储存时间过长，或者储存方式不当，发生霉变，导致色泽变深，卖相不佳或伪品颜色与正品冬虫夏草差异较大。有不法商家将非正品虫草进行染色，冒充正品冬虫夏草销售。可用水试的方法进行辨别。冬虫夏草用适量清水浸泡，正常样品的浸泡水不变色，染色的冬虫夏草的水浸液为橙黄色。

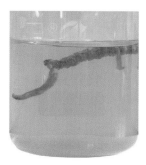

图9-8　染色的冬虫夏草水试结果

【功能与主治】

补肾益肺，止血化痰。用于肾虚精亏，阳痿遗精，腰膝酸痛，久咳虚喘，劳嗽咯血。

【用法与用量】

3～9g。

药膳组方

※养生冬虫夏草粥

材　　料：冬虫夏草10g，田鸡肉200g，水1 000ml，米100g，食盐2g。

做　　法：▲ 田鸡肉洗净，切小块备用。

▲ 取一深锅，加1000ml水及洗净的冬虫夏草，煮30min，至水剩下800ml，将冬虫夏草捞出后，加入洗净的米继续煮50min后，加入田鸡肉再煮10min，加调味料即可。

食疗价值：适用于失眠、烦躁、久病体虚等症的辅助调理。

※冬虫夏草炖老鸭

材　　料：老鸭1只（约700g），冬虫夏草5g，瘦肉200g，瑶柱15g，枸杞子15g，龙眼肉10g。

做　　法：净鸭、瘦肉切成块，与其他食材一起放入炖锅，加入适量清水，大火烧开再转小火慢炖2h，加入适量盐调味即可。

食疗价值： 补虚损，益精气。对肺结核喘咳，肾虚夜多小
便，病后体虚有一定作用。

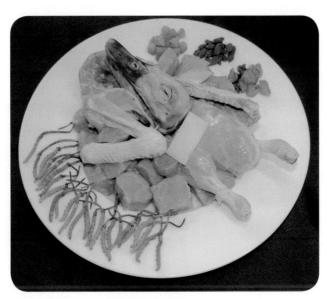

图9-9　冬虫夏草炖老鸭

10 杜仲 EUCOMMIAE CORTEX

来源 本品为杜仲科植物杜仲 *Eucommia ulmoides* Oliv.的干燥树皮。4~6月剥取，堆置"发汗"至内皮呈紫褐色，晒干。

【原植物形态】

高大落叶乔木；树皮灰褐色，粗糙，内含橡胶，折断拉开有多数细丝。嫩枝有黄褐色毛，不久变秃净，老枝有明显的皮孔。叶椭圆形、卵形或矩圆形，薄革质，长6~15cm，宽3.5~6.5cm；基部圆形或阔楔形，先端渐尖；上面暗绿色，初时有褐色柔毛，不久

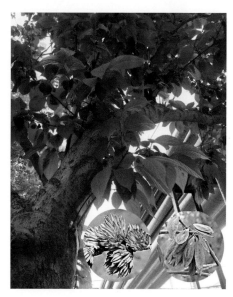

图 10-1　杜仲原植物

变秃净，老叶略有皱纹，下面淡绿，初时有褐毛，以后仅在脉上有毛；侧脉与网脉在上面下陷，在下面稍突起；边缘有锯齿；叶柄上面有槽，被散生长毛。花生于当年枝基部，雄花无花被；花梗无毛；苞片倒卵状匙形，顶端圆形，边缘有睫毛，早落；雄蕊长约1cm，无毛，花丝长约1mm，药隔突

出，花粉囊细长。雌花单生，苞片倒卵形，花梗长8mm，子房无毛，1室，扁而长，先端2裂。翅果扁平，长椭圆形，长3~3.5cm，宽1~1.3cm，先端2裂，基部楔形，周围具薄翅；坚果位于中央，稍突起，子房柄与果梗相接处有关节。种子扁平，线形，长1.4~1.5cm，宽3mm，两端圆形。早春开花，秋后果实成熟。

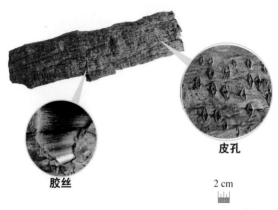

胶丝

皮孔

2 cm

图 10-2 杜仲药材

【主要鉴别特征】

■ 杜仲

　　本品呈板片状或两边稍向内卷，大小不一，厚3~7mm。外表面淡棕色或灰褐色，有明显的皱纹或纵裂槽纹，有的树皮较薄，未去粗皮，可见明显的皮孔。内表面暗紫色，光滑。质脆，易折断，断面有细密、银白色、富弹性的橡胶丝相连。气微，味稍苦。

■ **盐杜仲**

本品形同杜仲块或杜仲丝，外表面黑褐色，内表面褐色，折断时胶丝弹性较差，味微咸。

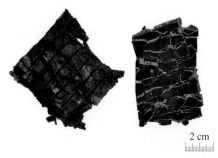

2 cm

图 10-3 盐杜仲

非正品

◆ **杜仲藤**

本品为夹竹桃科植物杜仲藤*Parabarium micranthum*（A.DC.）Pierre的干燥茎皮。

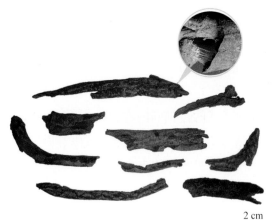

2 cm

图 10-4 杜仲藤

◎ 与正品的主要区别点

呈卷筒状或块状，厚1～2.5mm。外表面灰棕色或灰黄色，有纵皱纹，稍粗糙；皮孔不甚明显，刮去栓皮呈红棕色。内表面红棕色，有细纵纹。质硬而脆，易折断，断面有白色胶丝相连。气微，味微苦、涩。

【功能与主治】

补肝肾，强筋骨，安胎。用于肝肾不足，腰膝酸痛，筋骨无力，头晕目眩，妊娠漏血，胎动不安。

【用法与用量】

6～10g。

药膳组方

※杜仲煨猪腰

材　　料：杜仲10g，猪肾150g，花椒5g，荷叶50g。

制　　法：猪肾剖开，去筋膜，洗净，用花椒、食盐腌10min；杜仲研末，纳入猪肾，用荷叶包裹，再在外面涂抹一层湿面粉，放入120℃烤箱中煨熟。

食疗价值：杜仲补肝肾、强腰止痛。用于肾虚腰痛，或肝肾不足，耳鸣眩晕，腰膝酸软。

※杜仲寄生茶

材　　料：杜仲、桑寄生各等份。

制　　法：共研为粗末。每次10g，沸水浸泡后饮用。

食疗价值：本方用二药补肝肾，降血压。用于高血压而有肝
肾虚弱，耳鸣眩晕，腰膝酸软者。

※巴戟杜仲炖牛膑

材　　料：巴戟天15g，杜仲12g，甘草3g，牛膑150g，瘦肉
　　　　　50g，枸杞子5g，生姜、食盐等适量。

制　　法：将原材料清洗干净，加入适当清水，慢火炖4～5h，
　　　　　调味即可。

食疗价值：巴戟天、杜仲补肾强腰，枸杞子补肾阳。对肾气
　　　　　不足引起的腰痛，腰膝酸软有很好的缓解作用。

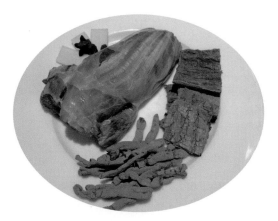

图 10-5　巴戟杜仲炖牛膑

11 茯苓 PORIA

本品为多孔菌科真菌茯苓 *Poria cocos* (Schw.) Wolf 的干燥菌核。多于7~9月采挖，挖出后除去泥沙，堆置"发汗"后，摊开晾至表面干燥，再"发汗"，反复数次至现皱纹、内部水分大部分散失后，阴干，称为"茯苓个"；或将鲜茯苓按不同部位切制，阴干，分别称为"茯苓块"和"茯苓片"。

【原生态图】

菌核球形至不规则形，大小不一，有特殊臭气。皮壳具瘤状皱缩，淡灰棕色至深褐色；内部由多数菌丝体组成，外层淡粉红色，内部白色；子实体平卧在菌核表面，白色，管孔多角形至不规则形，孔壁薄，孔缘齿状。寄生于赤松、马尾松等松属植物的较老根部。

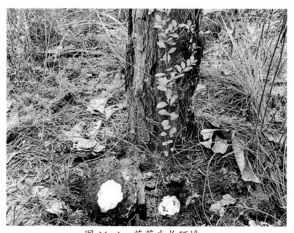

图 11-1　茯苓生长环境

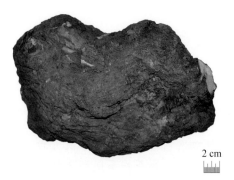

2 cm

图 11-2　茯苓药材

【主要鉴别特征】

■ 茯苓个

　　呈类球形、椭圆形、扁圆形或不规则团块，大小不一。外皮薄而粗糙，棕褐色至黑褐色，有明显的皱缩纹理。体重，质坚实，断面颗粒性，有的具裂隙，外层淡棕色，内部白色，少数淡红色，有的中间抱有松根。气微，味淡，嚼之黏牙。

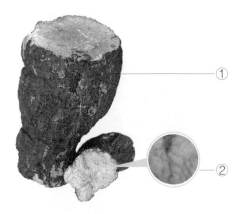

①外皮粗糙，有明显的皱缩纹理。
②断面颗粒性。

图 11-3　茯苓个鉴别特征

■ 茯苓块

为去皮后切制的茯苓，呈立方块状或方块状厚片，大小不一。白色、淡红色或淡棕色。

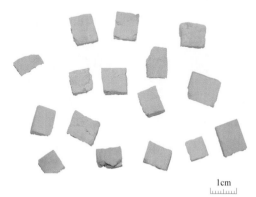

1cm

图 11-4　茯苓块

◆ 人工伪制品

为滑石粉、淀粉和石膏人工压制成的小块状物。白色，质地坚实。

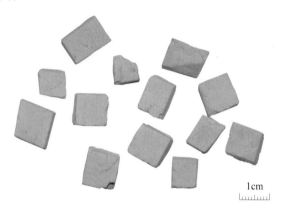

1cm

图 11-5　茯苓伪品

◎ **与正品的主要区别点**

①正品茯苓用手指甲刮，无粉尘脱落。伪品用手指甲刮后，有粉尘掉落。

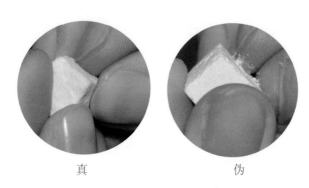

真　　　　　　　　　　伪

图 11-6　真伪茯苓块刮拭对比

②正品茯苓遇碘酊不染成蓝紫色。伪品茯苓遇碘酊染成蓝紫或蓝黑色。

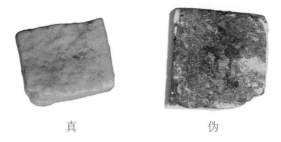

真　　　　　　　　　　伪

图 11-7　碘酊擦拭真伪茯苓块表面后对比

【功能与主治】

利水渗湿，健脾，宁心。用于水肿尿少，痰饮眩悸，脾虚食少，便溏泄泻，心神不安，惊悸失眠。

【用法与用量】

10～15g。

药膳组方

※茯苓饼

材　　料：糯米粉200g，茯苓200g，白砂糖100g。

制　　法：茯苓磨成细粉，加糯米粉、白砂糖，加水适量调成糊，以微火在平锅里摊烙成薄饼即可。

食疗价值：健脾补中，宁心安神。适用于气虚体弱所致的心悸、气短、神衰、失眠以及浮肿、大便溏软等。

※茯苓栗子粥

材　　料：茯苓15g，栗子25g，大枣10个，粳米100g。

制　　法：茯苓研末，备用。栗子、大枣、粳米中加入适量清水，加热煮至粳米半熟时徐徐加入茯苓末，搅匀，煮至栗子熟透。可加白砂糖调味。

食疗价值：茯苓补脾利湿，栗子补脾止泻，大枣益脾胃。用于脾胃虚弱，饮食减少，便溏腹泻。

※茯苓八珍糕

材　　料：茯苓50g，山药50g，薏苡仁50g，芡实50g，山楂

50g，麦芽50g，谷芽50g，枸杞子50g，马蹄粉100g，白砂糖适量。

制　　法：▲ 茯苓、山药、薏苡仁、芡实打成粉，与马蹄粉混合。

▲ 山楂、麦芽、谷芽、枸杞子中加入200ml清水，煮沸20min，滤出汤液，放凉备用。

▲ 将粉和汤液混合，加入白砂糖，调成糊状，倒入模具中，大火蒸30min即可。

食疗价值：茯苓八珍糕中各材料药性平和，常吃能健脾开胃，补中祛湿，养心益肾。适合脾胃虚弱，饮食不思的人群。

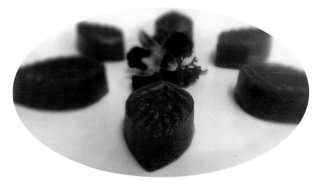

图 11-8　茯苓八珍糕

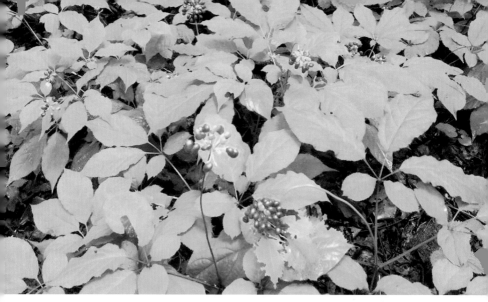

图 12-1　人参原植物

12 红参 GINSENG RADIX ET RHIZOMA RUBRA

来源　本品为五加科植物人参 *Panax ginseng* C. A. Mey. 的经蒸制后的干燥根和根茎。生长年限6年或以上，经由韩国加工、进口的红参，称为"高丽红参"；经由朝鲜加工、进口的红参，称为"朝鲜红参"；国产红参，称为"红参"。

【原植物形态】

多年生草本；根状茎（芦头）短，直立或斜上，不增厚成块状。主根肥大，纺锤形或圆柱形。地上茎单生，高30～60cm，有纵纹，基部有宿存鳞片。叶为掌状复叶，3～6枚轮生茎顶；叶柄无毛，基部无托叶；小叶片薄膜质，中央小叶片椭圆形至长圆状椭圆形，长8～12cm，宽3～5cm，最外一对侧生小叶片卵形或菱状卵形，长2～4cm，宽1.5～3cm，先端长渐尖，基部阔楔形，下延，边缘有锯齿，齿有刺尖，上面散生少数刚毛，下面无毛，侧脉5～6对，两面明显，网脉不明显。伞形花序单个顶生，有花30～50朵，稀5～6朵；花梗丝状，长0.8～1.5cm；花淡黄绿色；萼无毛，边缘有5个三角形小齿；花瓣5，卵状三角形。果实扁球形，鲜红色，长4～5mm，宽6～7mm。种子肾形，乳白色。

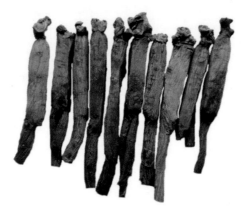

图 12-2　高丽红参药材

【主要鉴别特征】

■ 高丽红参

参体（主根）呈长柱形，多压成不规则的类方柱形，肩部宽阔，俗称"宽肩膀"，长7～15cm，宽1.4～2cm，厚1～2cm，表面为红棕色至深红色，油润，具纵细皱纹和疏浅沟，偶见黄色或暗黄色斑块，俗称"黄马褂"。根茎（芦头）长1～2cm，粗大短壮，单芦或双芦，偶见三芦。有大的凹窝状茎痕（芦碗），边缘无纤维状毛刺。30支以上者芦与肩（根的上部）近等宽，双芦者芦宽于肩。参腿（支根）粗壮，直或扭曲，短于参体或与参体近等长。体重，质坚实，难折断，不易吸潮变软，气微香而特异，味甘、微苦，嚼之较韧。

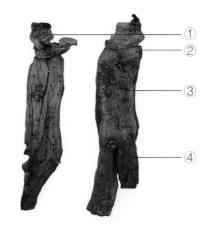

① 茎痕（芦碗）。

② "宽肩膀"。

③ "黄马褂"。

④ 参腿（支根）。

图 12-3 高丽红参鉴别特征

■ 朝鲜红参

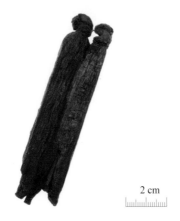

2 cm

图 12-4 朝鲜红参

■ 红参

为国产红参经压制加工的干燥品。性状与高丽红参相近。

多为单芦，芦碗边缘有的呈纤维状；参体表面红棕色，上部土黄色，近上部横纹明显；参体肩部为"宽肩膀"或肩部较窄为"溜肩膀"。

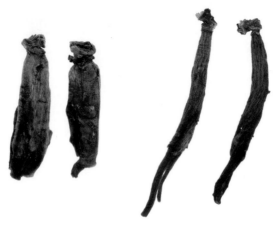

图 12-5　国产红参（左：经压制；右：未经压制）

【功能与主治】

大补元气，生津安神，滋阴补生，扶本固正。适用于惊悸失眠、体虚、心力衰竭、心源性休克等，具调理中气，畅通血脉，明目益智，驱气散闷，行气活血之功效。

【用法与用量】

2～4g。

❀ 药膳组方 ❀

※红参炖鹌鹑

材　　料：红参15g，鹌鹑300g，猪瘦肉100g，枸杞子15g，
龙眼肉10g，瑶柱10g，白芷1g，生姜3g，食盐
适量。

做　　法：鹌鹑斩杀洗净，瘦肉切块，红参切片，与其余食
材一起放入炖盅内，加入适量清水，慢火炖4h。

药用价值：红参大补元气，鹌鹑补中气，枸杞子强筋骨，搭
配其他食材，适合气虚体弱，抵抗力低下的人群
食用。

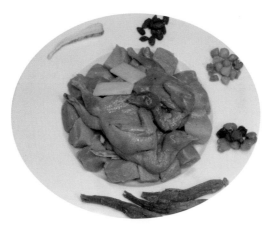

图 12-6　红参炖鹌鹑

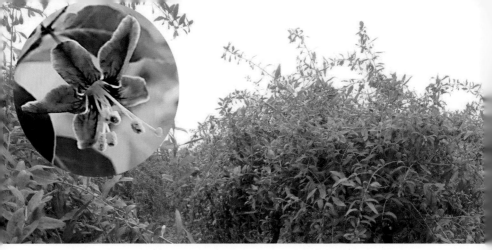

图 13-1 宁夏枸杞原植物

13 枸杞子 LYCII FRUCTUS

来源 本品为茄科植物宁夏枸杞*Lycium barbarum* L.的干燥成熟果实。夏、秋二季果实呈红色时采收，热风烘干，除去果梗，或晾至皮皱后，晒干，除去果梗。

【原植物】

灌木或小乔木，现多为人工栽培；分枝细密。小枝有纵棱纹，无毛，有不带叶的短棘刺和带花、叶的长棘刺。叶互生或簇生，披针形至长椭圆状披针形，基部楔形，顶端短渐尖或急尖。花1~2朵生于叶腋，或2~6朵与叶簇生，花萼钟状，2中裂，裂片顶端有小尖头或2~3齿裂；花冠紫色，花被

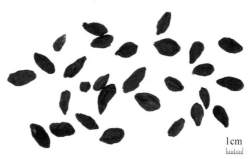

1cm

图 13-2 枸杞子药材

片5，边缘无毛。浆果红色，卵状至长椭圆状，果皮肉质，种子扁肾形，种子通常超过20粒。花果期较长，从5月至10月边开花边结果。

【主要鉴别特征】

本品呈类纺锤形或椭圆形，长6～20mm，直径3～10mm。表面红色或暗红色，顶端有小突起状的花柱痕，基部有白色的果梗痕。果皮柔韧，皱缩；果肉肉质，柔润。种子20～50粒，类肾形，扁而翘，长1.5～1.9mm，宽1～1.7mm，表面浅黄色或棕黄色。气微，味甜。

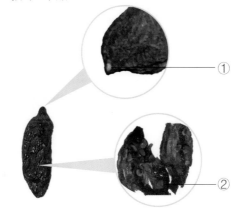

①白色果梗痕。
②种子。

图13-3 枸杞子鉴别特征

非正品

◆ 染色的枸杞子

枸杞子放置时间过长，颜色往往变得暗淡。为了商品卖相好看，不良商家将陈旧的枸杞子进行染色。可用水试的方法进行鉴别。正常的枸杞子用水浸泡后呈透明的淡橙黄色，而经染色的枸杞子用水浸泡后呈鲜红色，水浸液浑浊。

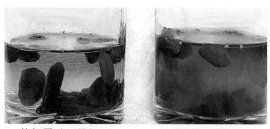

枸杞子（正品）　　　　　　枸杞子（染色）

图 13-4　枸杞子水试结果

◆ **新疆枸杞**

　　为茄科植物新疆枸杞 *Lycium dasystemum* Pojark. 的干燥成熟果实。

　　本品呈类球形或椭圆形。顶端有小突起状的花柱痕，基部无白色果梗痕，果肉肉质，柔润，种子5～15粒。气微，味甜。

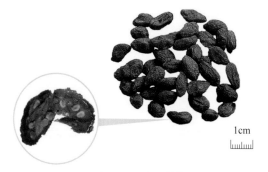

1cm

图 13-5　新疆枸杞

【功能与主治】

　　滋补肝肾，益精明目。用于虚劳精亏，腰膝酸痛，眩晕耳鸣，阳痿遗精，内热消渴，血虚萎黄，目昏不明。

【用法用量】

　　6~12g。

药膳组方

※枸杞上汤板蓝根苗

材　　料：枸杞子15g，板蓝根苗250g，瘦肉50g，鲜菇50g。

制　　法：板蓝根苗用水烫熟，捞起备用。瘦肉切成肉末，鲜菇对半切开，与枸杞子一起加入上汤中煮沸，再淋入烫好的板蓝根苗中。

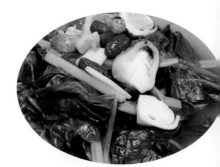

图 13-6　枸杞上汤板蓝根苗

食疗价值：此膳红、绿色搭配，可促进食欲。板蓝根苗清热解毒、凉血利咽，枸杞子能够缓解其寒性，并调节口味，适合日常食用。

※枸杞猪肝汤

材　　料：枸杞子10g，猪肝50g，枸杞叶50g，生姜5g。

制　　法：猪肝切片，生姜切丝，加入适量食盐，拌匀，腌制10min。将腌好的猪肝，与枸杞子一起加入水中，沸水下锅，3min后加入枸杞叶，再煮1min即可。

食疗价值：枸杞子和猪肝搭配，养肝明目，能改善眼睛肿痛，视物不清，用于熬夜过度导致的视力减退。

14 哈蟆油 RANAE OVIDUCTUS

来源 本品为蛙科动物中国林蛙*Rana temporaria chensinensis* David 雌蛙的输卵管，经采制干燥而得。

【原动物形态】

外形近似青蛙。头长宽近相等，吻端略突出于下颌，吻棱较钝。鼻孔在吻眼之间，眼间距小于鼻间距，与上眼睑等宽。前肢短，指端圆，指长顺序为第3指、第1指、第4指、第2指，第1指和第3指近等长。后肢较长，胫长超过体长的一半。体侧有少数分散的疣粒，在肩部排成"V"字形。两眼之间有深色横纹，鼓膜处三角斑清晰，背面与体侧有分散的黑斑点，一般在疣粒上。雄蛙腹面乳白色或黄白色，雌蛙腹面红黄色，有灰白色不规则斑块。

主要分布在东北三省，内蒙古、河北、河南等地也有分布。

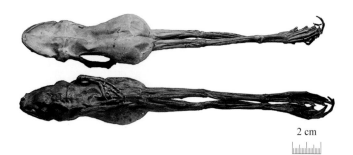

2 cm

图 14-1 中国林蛙（雌蛙）干燥体

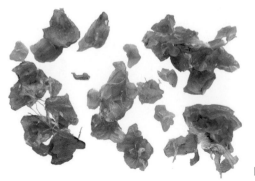

1cm

图 14-2　哈蟆油药材

【主要鉴别特征】

　　本品呈不规则块状，弯曲而重叠，长1.5～2cm，厚1.5～5mm。表面黄白色，呈脂肪样光泽，偶有带灰白色薄膜状干皮。摸之有滑腻感，在温水中浸泡后体积可膨胀10～15倍，形似棉絮状。气腥，味微甘，嚼之有黏滑感。

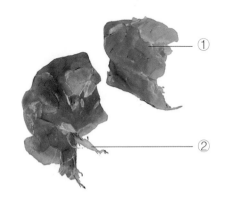

① 呈不规则块状，弯曲而重叠。

② 灰白色薄膜状干皮。

图 14-3　哈蟆油鉴别特征

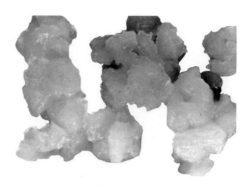

图 14-4　水浸泡后膨胀的哈蟆油

非正品

◆ **蟾蜍**

为蟾蜍科动物中华大蟾蜍*Bufo bufo gargarizans* Cantor 的干燥输卵管。

呈肠形卷曲，大小不等，长 1～2cm，厚 1～3.5mm。表面淡黄色或淡棕黄色，无脂肪样光泽，半透明。摸之无滑腻感。质坚硬。用水浸泡后体积膨胀 3～7 倍，且不呈棉花团状。气微腥。

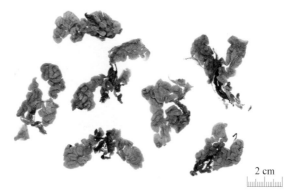

2 cm

图 14-5　中华大蟾蜍的输卵管

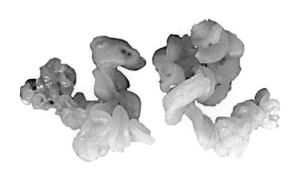

图 14-6　水浸泡后膨胀的中华大蟾蜍的输卵管

◆ **黑斑蛙**

为蛙科动物黑斑蛙 *Rana nigromaculata* Hallowell 的干燥输卵管。

呈不规则扁块状叠成的团块，无脂肪样光泽。质稍硬。摸之无滑腻感。水浸泡后断裂处膨胀略呈棉絮状。

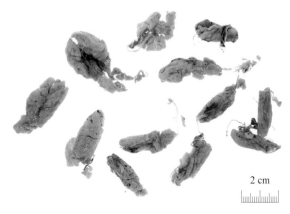

2 cm

图 14-7　黑斑蛙的输卵管

◆ 牛蛙

为蛙科动物牛蛙 *Rana catesbiana* Shaw 的干燥输卵管。

呈肠形卷曲，与中华大蟾蜍的输卵管相似，但整体较大。

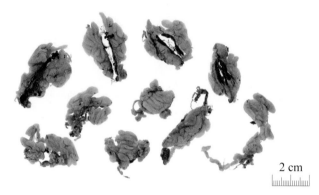

2 cm

图 14-8　牛蛙的输卵管

【功能与主治】

补肾益精，养阴润肺。用于病后体弱，神疲乏力，心悸失眠，盗汗，痨嗽咯血。

【用法与用量】

5～15g，用水浸泡，炖服，或作丸剂服。

药膳组方

※雪蛤冰莲羹

材　　料：哈蟆油25g，红枣50g，莲子50g，冰糖300g。

制　　法：▲ 将哈蟆油放进盛器中，倒入沸水浸没，加盖焖透后，拣去黑丝和杂质，洗净。

▲ 冰糖用清水溶解。

▲ 莲子洗净，红枣洗净去核，备用。

▲ 将哈蟆油、莲子、红枣、冰糖水一起放在炖盅内，加盖密封，隔水蒸1h。

食疗价值：补肾益精、养阴润肺、滋补强身、抗疲劳、抗衰老。

※人参炖雪蛤

材　　料：人参5g，蛤蟆油5g。

制　　法：▲ 人参（生晒参或红参）加水300ml，煎至150ml，滤过，滤液浸泡蛤蟆油。

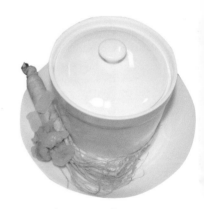

图14-9　人参炖雪蛤

▲ 在浸泡好的哈蟆油中加入适量白砂糖（亦可不加），放入锅内隔水蒸20min，放冷后服用。

食疗价值：养阴润肺、美容养颜。

※木瓜炖雪蛤

材　　料：木瓜1个（约300g），哈蟆油10g，冰糖20g。

制　　法：▲ 将哈蟆油放进盛器中，倒入沸水浸没，加盖焖透后，拣去黑丝和杂质，洗净。

▲ 木瓜洗净，横置，在上方1/3处切开，掏去种

子，做成容器状。

▲ 浸泡好的哈蟆油和冰糖一起放入木瓜中，加适量水，盖上盖，隔水炖1h。

食疗价值：养阴润肺、抗衰老。

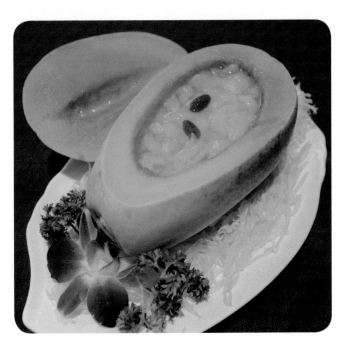

图 14-10　木瓜炖雪蛤

15 海马 HIPPOCAMPUS

本品为海龙科动物线纹海马*Hippocampus kelloggi* Jordan et Snyder、刺海马 *Hippocampus histrix* Kaup、大海马 *Hippocampus kuda* Bleeker、三斑海马 *Hippocampus trimaculatus* Leach或小海马（海蛆）*Hippocampus japonicus* Kaup的干燥体。夏、秋二季捕捞，洗净，晒干；或除去皮膜和内脏，晒干。

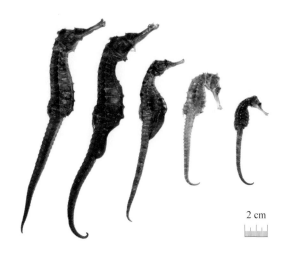

2 cm

图 15-1　海马药材

【主要鉴别特征】

■ 线纹海马

呈扁长形而弯曲，体长约30cm。表面黄白色。头略似马头，有冠状突起，具管状长吻，口小，无牙，两眼深陷。躯干部七棱形，尾部四棱形，渐细卷曲，体上有瓦楞形的节纹并具短棘。体轻，骨质，坚硬。气微腥，味微咸。

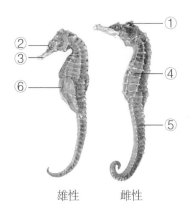

①冠状突起。
②深陷的眼。
③管状长吻。
④七棱形躯干。
⑤四棱形尾部。
⑥育儿袋（仅雄性海马有）。

雄性　　雌性

图 15-2　线纹海马鉴别

■ **刺海马**

体长15～20cm。头部及体上环节间的棘细而尖。

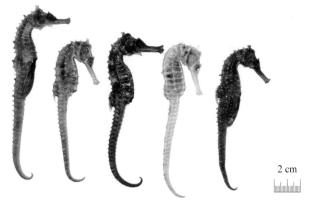

2 cm

图 15-3　刺海马药材

■ 大海马

体长20～30cm。黑褐色。

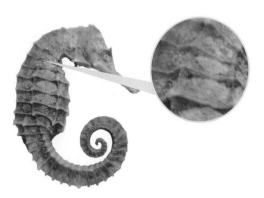

图 15-4　大海马药材

■ 三斑海马

体侧背部第1、4、7节的短棘基部各有1黑斑。

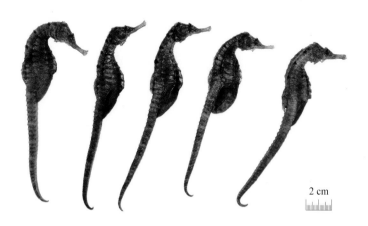

2 cm

图 15-5　三斑海马药材

■ 小海马（海蛆）

体积小，长7～10cm，黑褐色。节纹和短棘均较细小。

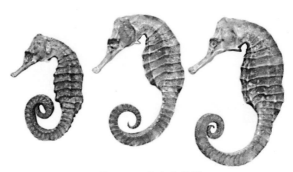

图15-6　小海马药材

非正品

◆ 掺杂增重品

向海马腹中或育儿囊内填充淀粉、水泥、明胶或泥沙等杂物以增重。可通过强光透视或切开查验。

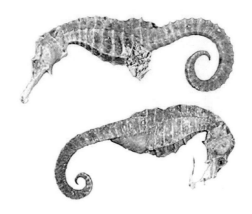

图15-7　掺水泥的海马（张继拍摄）

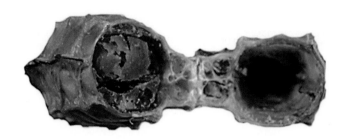

图15-8　掺淀粉糊的海马（张继拍摄）

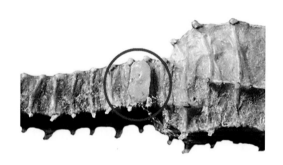

图15-9　掺胶海马（张继拍摄）

【功能与主治】

温肾壮阳，散结消肿。用于阳痿，遗尿，肾虚作喘，癥瘕积聚，跌扑损伤；外治痈肿疔疮。

【用法与用量】

3~9g。外用适量，研末敷患处。

药膳组方

※海马红枣炖瘦肉

材　　料：海马6g，红枣（去核）5g，猪瘦肉250g，生姜5g。

制　　法：猪瘦肉洗净切块，放入沸水中氽去血水后放入砂锅，加入洗净的海马、红枣、生姜，大火煮沸，小火熬煮1～1.5h，调入精盐即可食用。

食疗价值：此汤具有补肝肾、益精血的功效。尤其适用于年老体弱兼有乏力膝酸、夜尿频多者，或男性阳痿、精冷，妇女产后头晕耳鸣、畏寒怕冷、血少、小腹冷痛等。

※海马核桃瘦肉汤

材　　料：猪瘦肉250g，海马5～10g，核桃肉15～30g，红枣（去核）5g。

制　　法：猪瘦肉洗净，切块，在沸水中氽去血水备用；海马、核桃肉、红枣洗净备用。把全部用料放入砂锅，加适量清水，大火煮沸后，文火熬煮1～1.5h，调味即成。

食疗价值：此汤具有温肾壮阳之功效。尤其适用于阳虚体质的人群，或虚喘伴有动则气喘加剧的老年人，腰膝酸痛的老年人服用。

※龙马精神

材　　料：海马10g，海龙10g，光鸡1只（约600g），瘦肉100g，虫草花15g，枸杞子10g，龙眼肉10g，瑶柱15g，生姜、食盐适量。

制　　法：光鸡切块，海龙切段，与其他材料共同放入炖盅，加清水适量，慢火炖4~5h，加少许食盐调味即可。

食疗价值：海马和海龙均可温肾壮阳，搭配使用，对肾阳不足导致的畏寒怕冷、气喘咳嗽、耳鸣有很好的作用，适合冬季手脚冰冷，阳痿、早泄的人群服用。

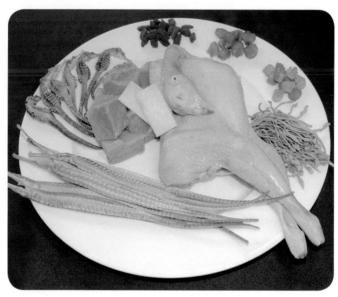

图 15-10　龙马精神

16 何首乌 POLYGONI MULTIFLORI RADIX

来源 为蓼科植物何首乌 *Polygonum multijiorum* Thunb.的干燥块根。秋、冬二季叶枯萎时采挖，削去两端，洗净，个大的切成块，干燥。

【原植物形态】

多年生缠绕草本，有肥厚的块根。茎具纵棱，无毛，老茎木质化。叶全缘，长卵形，顶端渐尖，基部心形；托叶鞘膜质，无毛。花序顶生或腋生，圆锥状；花被白色或淡绿色，具5深裂，花被片椭圆形。瘦果卵形，具3棱，黑褐色，包裹于宿存花被内。

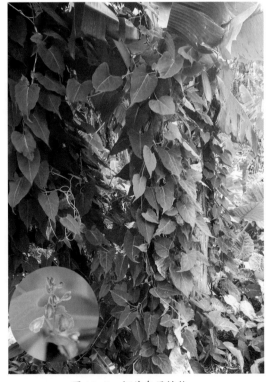

图 16-1 何首乌原植物

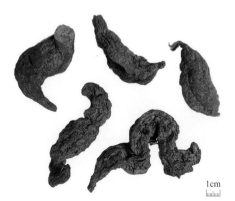

图 16-2　何首乌药材

【主要鉴别特征】

本品呈团块状或不规则纺锤形，长 6～15cm。直径 4～12cm。表面红棕色或红褐色，皱缩不平，有浅沟，并有横长皮孔样突起和细根痕。体重，质坚实，不易折断，断面浅黄棕色或浅红棕色，显粉性，皮部有4～11个类圆形异型维管束环列，形成云锦状花纹，中央木部较大，有的呈木心。气微，味微苦而甘涩。

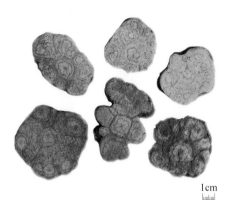

图 16-3　何首乌饮片

何首乌饮片为厚片，皮部可见明显的云锦状花纹。经黑豆汁炮制后为制何首乌，表面棕褐色或黑褐色；质坚硬，断面角质样，棕褐色或黑色。

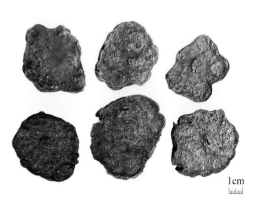

1cm

图 16-4　制何首乌饮片

【功能与主治】

■ 何首乌

解毒，消痈，截疟，润肠通便。用于疮痈，瘰疬，风疹瘙痒，久疟体虚，肠燥便秘。

■ 制何首乌

补肝肾，益精血，乌须发，强筋骨，化浊降脂。用于血虚萎黄，眩晕耳鸣，须发早白，腰膝酸软，肢体麻木，崩漏带下，高脂血症。

【用法与用量】

何首乌3~6g；制何首乌6~12g。

❈药膳组方❈

※首乌酱香骨

材　　料：制何首乌10g，猪串骨500g，胡萝卜50g，大蒜5g。

制　　法：▲ 将猪串骨洗净，用食盐、酱油腌制5h。

▲ 制何首乌加水煎煮，熬成何首乌汁；胡萝卜和大蒜打成菜汁，与首乌汁混合，制成芡汁。

▲ 烧油将猪串骨炸熟至金黄色，再淋上调好的芡汁即可。

食疗作用：制何首乌补肝肾，益精血，乌须发，强筋骨，化浊降脂。以制何首乌做芡汁，能缓解炸猪串骨的肥腻。

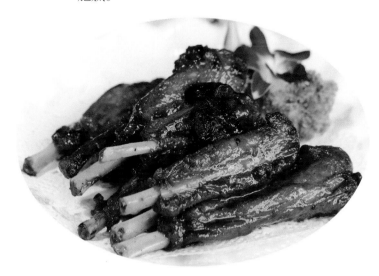

图 16-5　首乌酱香骨

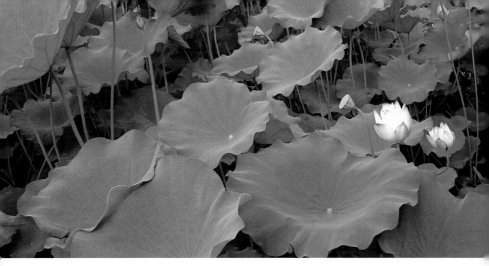

图 17-1　莲原植物

17 荷叶 NELUMBINES FOLIUM

| 来源 | 本品为睡莲科植物莲 *Nelumbo nucifera* Gaertn. 的干燥叶。夏、秋二季采收，晒至七八成干时，除去叶柄，折成半圆形或折扇形，干燥。 |

【原植物形态】

多年生水生草本；根状茎横生，肥厚，节间膨大，内有多数纵行通气孔道，节部缢缩，上生黑色鳞叶，下生须状不定根。叶圆形，盾状，直径25~90cm，全缘稍呈波状，上面光滑，具白粉，下面叶脉从中央射出，有1~2次叉状分枝；叶柄粗壮，圆柱形，长1~2m，中空，外面散生小刺。花梗和叶柄等长或稍长，

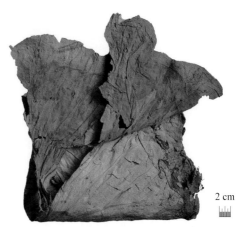

2 cm

图 17-2　荷叶药材

散生小刺；花瓣红色、粉红色或白色，矩圆状椭圆形至倒卵形，长5～10cm，宽3～5cm，由外向内渐小，先端圆钝或微尖；花药条形，花丝细长，着生在花托之下；花柱极短，柱头顶生；花托（莲房）直径5～10cm。坚果椭圆形或卵形，长1.8～2.5cm，果皮革质，坚硬，熟时黑褐色；种子（莲子）卵形或椭圆形，长1.2～1.7cm，种皮红色或白色。花期6—8月，果期8—10月。

【主要鉴别特征】

本品呈半圆形或折扇形，展开后呈类圆形，全缘或稍呈波状，直径20～50cm。上表面深绿色或黄绿色，较粗糙；下表面淡灰棕色，较光滑，有粗脉21～22条，自中心向四周射出；中心有突起的叶柄残基。质脆，易破碎。稍有清香气，味微苦。

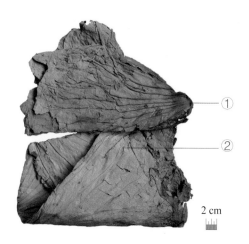

2 cm

①突起的叶柄残基。
②粗脉。

图 17-3　荷叶鉴别特征

【功能与主治】

清暑化湿，升发清阳，凉血止血。用于暑热烦渴，暑湿泄泻，脾虚泄泻，血热吐衄，便血崩漏。荷叶炭收涩化瘀止血。用于出血症和产后血晕。

【用法与用量】

3～10g；荷叶炭3～6g。

❀❀ 药膳组方 ❀❀

※荷叶粥

材　　料：鲜荷叶50g，大米50g。

制　　法：将鲜荷叶洗净，切丝；大米淘净；先将荷叶水煎去渣取汁，加大米煮为稀粥服食，每日1次。

食疗价值：清热化痰，祛脂降浊，适用于暑热症及高脂血症。

※莲米芡实荷叶粥

材　　料：莲子、芡实各60g，鲜荷叶50g，糯米30g，猪肉50g，红糖适量。

制　　法：芡实去壳，荷叶剪成块，备用。除红糖外，其余食材一起放入锅内，加清水适量，煮成粥，红糖调服，每日2次。

食疗价值：健脾止带，适用于带下绵绵不断，面白或黄，四肢不温，纳少便溏，精神倦怠等。

※莲蓬荷叶冬瓜煲老鸭

材　　料：荷叶50g，莲蓬150g，冬瓜200g，老鸭500g，瘦肉
150g，芡实10g，生姜、食盐等适量。

制　　法：老鸭、瘦肉切块，莲蓬掰碎，用荷叶将老鸭、瘦
肉、莲蓬包好，放入锅中，再加入冬瓜、芡实，
倒入适量清水，慢火煲3h，加食盐调味。

食疗价值：老鸭滋阴；冬瓜解暑；荷叶、莲蓬清暑化湿，
凉血止血。适用于夏季暑热导致烦渴、暑湿泄
泻者。

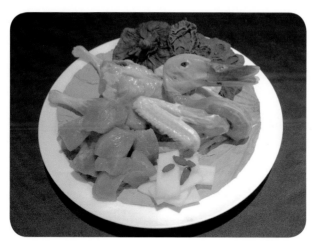

图 17-4　莲蓬荷叶冬瓜煲老鸭

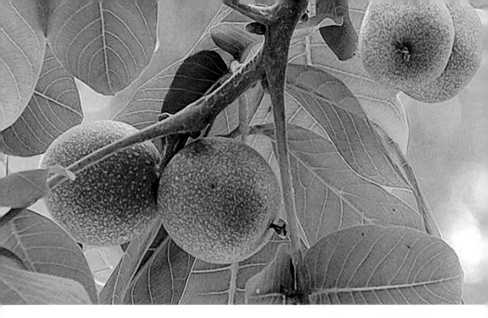

图 18-1　胡桃原植物

18 核桃仁 JUGLANDIS SEMEN

来源 本品为胡桃科植物胡桃 *Juglans regia* L. 的干燥成熟种子。秋季果实成熟时采收，除去肉质果皮，晒干，再除去核壳和木质隔膜。

【原植物形态】

　　落叶乔木；树皮幼时灰绿色，老时灰白色而纵向浅裂；小枝无毛，具光泽，被盾状着生的腺体，灰绿色。奇数羽状复叶，互生，叶柄及叶轴幼时被有极短腺毛及腺体；小叶通常5~9枚，椭圆状卵形至长椭圆形，顶端钝圆或急尖、短渐尖，基部歪斜、近于圆形，边缘全缘，上面深绿色，有光泽，下面淡绿色，腋内具簇短柔毛。花单性，雄性葇荑花序下垂。雄花的苞片、小苞片及花被片均被腺毛；雄蕊6~30枚，花药黄色，无毛。雌性穗状花序，通常具1~4雌花。雌花的总苞被极短腺毛，柱头浅绿色。果序短，具1~3果实；果实近于球状，直径4~6cm，无毛；果核稍具皱曲，有2条纵棱，顶端具短尖头；隔膜较薄，内里无空隙；内果皮壁内具不规则的空隙或无空隙而仅具皱曲。花期5月，果期10月。

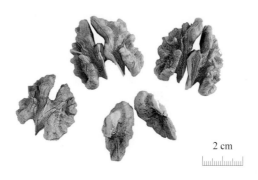

图 18-2 核桃仁药材

【主要鉴别特征】

（1）本品核壳类球形，直径2.5~4cm，一端具尖喙，坚硬，表面有皱曲的沟槽。

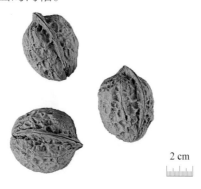

图 18-3 胡桃果核

（2）剥去核壳后，种子多破碎，为不规则的块状，有皱曲的沟槽，大小不一；完整者类球形，直径2~3cm。

（3）种子间有木质隔膜，棕褐色（分心木）。

（4）种皮淡黄色或黄褐色，膜状，维管束脉纹深棕色。

（5）子叶类白色。质脆，富油性。

（6）气微，味甘；种皮味涩、微苦。

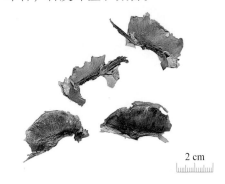

2 cm

图 18-4　胡桃种子木质隔膜（药材名：分心木）

非正品

◆ 山核桃

本品为胡桃科植物山核桃 *Carya cathayensis* Sarg. 的干燥种子。

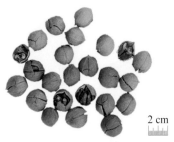

2 cm

图 18-5　山核桃果核

◎**与正品的主要区别点**

①本品较正品小，果核类球形，表面光滑，棕褐色；直径1.5～2.5cm。

②剥去核壳后，种子多破碎，表面沟槽较核桃仁少。

③种皮棕褐色至深褐色，膜状。

④子叶类白色。质脆，富油性。

⑤气微，味甘；种皮味涩、微苦。

本品鲜果表面无白色斑点，可见4条明显的纵棱。

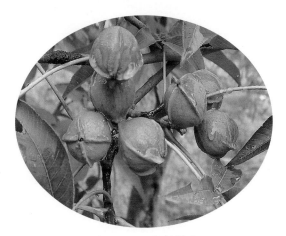

图18-6　山核桃鲜果

◆**油桐果**

本品为大戟科植物油桐 *Vernicia fordii* (Hemsl.) Airy Shaw 或木油桐 *Vernicia Montana* Lour. 的干燥果实。

油桐和木油桐是广东常见的经济作物和绿化植物，种子富油性，可提取工业用桐油。本品种子有毒。曾发生将木油桐果作为"核桃"的误服事件，应注意防范。

油桐 本品鲜果绿色，类球形，表面光滑，一端具突起，另一端有果梗痕，易与核桃鲜果混淆。

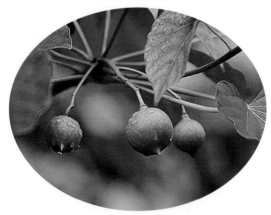

图 18-7 油桐鲜果

木油桐 本品鲜果绿色，类球形，表面有皱纹，具3条明显的纵棱，与山核桃鲜果容易混淆。果实成熟后，分裂成3分果，每个分果内有种子1枚。种子扁球形，外种皮坚硬，木质；子叶2枚，黄白色，富油性。

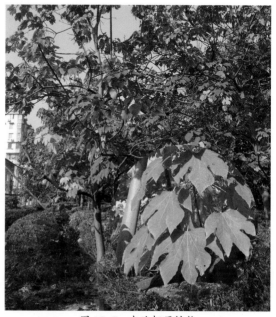

图 18-8 木油桐原植物

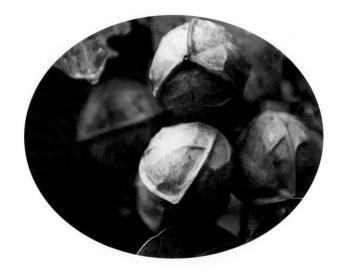

图 18-9　木油桐鲜果

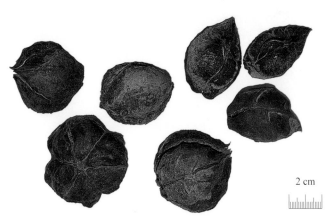

2 cm

图 18-10　木油桐果

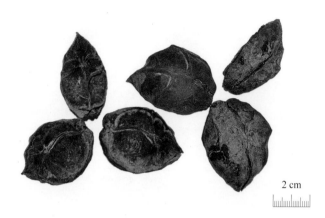

图 18-11　木油桐果（示三分果）

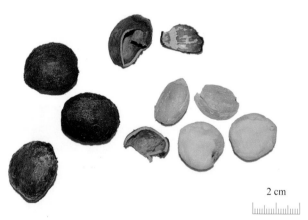

图 18-12　木油桐种子

【功能与主治】

　　补肾，温肺，润肠。用于肾阳不足，腰膝酸软，阳痿遗精，虚寒喘咳，肠燥便秘。

【用法与用量】

6~9g。

药膳组方

※核桃蒸蚕蛹

材　　料：蚕蛹60g，核桃仁150g。

制　　法：蚕蛹略炒至金黄，与核桃仁拌匀，隔水蒸熟。

食疗价值：有补气养血，益肺润肠，固肾涩精，敛气定喘，滋养强壮的作用。适用于肺结核，体弱消瘦，中气不足，胃下垂，阳痿，滑精遗精，腰膝酸软，老人夜尿频多，小儿疳积等症。

※黄酒核桃仁汤

材　　料：核桃仁200g，白砂糖50g，黄酒50ml。

制　　法：核桃仁与白砂糖，同碾成泥膏状，加黄酒50ml，用小火煎煮10min即可食用，每日两次。

食疗价值：可治神经衰弱，头痛，失眠，健忘，久喘，腰痛，习惯性便秘，老人便秘等症。

※五谷丰登

材　　料：核桃仁、莲子、鹰嘴豆、红腰豆、玉米粒各50g，百合25g，芝麻适量。

制　　法：全部原材料洗净，备用。核桃仁炸至香脆，其他原材料炒熟，依个人口味勾薄芡上碟，撒上核桃仁、芝麻即可。

食疗价值：核桃仁补肾益肺、润肠，鹰嘴豆和红腰豆补脾化湿、润肠通便，适用于脾胃虚弱，体虚便秘者；莲子补脾涩肠，若脾虚泄泻者，莲子用量可以酌情增加。

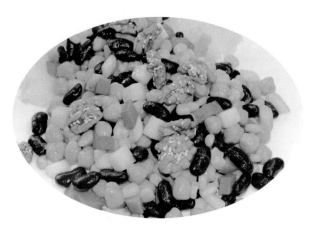

图 18-13　五谷丰登

※蜜饯双仁

材　　料：南杏仁250g，核桃仁250g，蜂蜜500g。

制　　法：取南杏仁，水煎1h，加入切碎的核桃仁，煎至汁稠，加入蜂蜜，拌匀煮沸，即可食用。

食疗价值：有补肾益肺，止咳平喘作用。可治肺肾两虚所致久咳、久喘等症。

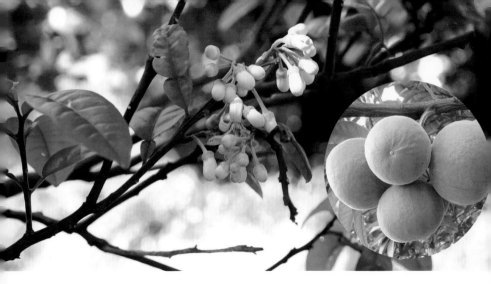

图 19-1　化州柚原植物

19 化橘红 CITRI GRANDIS EXOCARPIUM

来源

本品为芸香科植物化州柚 *Citrus grandis* 'Tomentosa' 或柚 *Citrus grandis* (L.) Osbeck 的未成熟或近成熟的干燥外层果皮。前者习称"毛橘红"，后者习称"光七爪""光五爪"。夏季果实未成熟时采收，置沸水中略烫后，将果皮割成5或7瓣，除去果瓤和部分中果皮，压制成形，干燥。

【原植物形态】

1. 化州柚

乔木，嫩枝扁，具纵棱，被柔毛，老时渐圆。单身复叶，厚革质，阔卵形或椭圆形，顶端钝或圆，基部圆。花序总状，花蕾淡紫红色或白色，有浓郁香气。果圆球形，表面密被白色柔毛。果皮极厚，果肉淡黄白色，较小，味酸带苦。

2. 柚

果较大，表面无毛。栽培品果肉较大，不同的栽培品种有淡黄白色、黄色或者红色的果肉，味酸甜或甜。

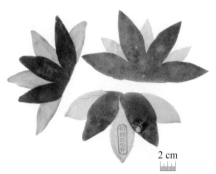

图 19-2　化橘红药材

【主要鉴别特征】

■ 化州柚（毛橘红）

　　本品呈对折的七角或展平的五角星状，单片呈柳叶形。完整者展平后直径15～28cm，厚0.2～0.5cm。外表面黄绿色，密布茸毛，有皱纹及小油室；内表面黄白色或淡黄棕色，有脉络纹。质脆，易折断，断面不整齐，外缘有1列不整齐的下凹的油室，内侧稍柔而有弹性。气芳香，味苦、微辛。

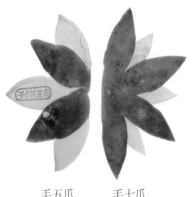

毛五爪　　　　毛七爪

图 19-3　毛橘红

■ **柚**

表面黄绿色至黄棕色，无毛。

■ **附：橘红胎**

为化州柚的干燥幼果，本品呈原个为类圆柱状，长6~10cm，直径约4cm，表面黄绿色，密布茸毛。质坚硬。切片厚度1~2mm，润切片切面黄褐色，鲜切片切面黄白色至黄褐色，中果皮厚，有的中间有残留的黑褐色果肉。

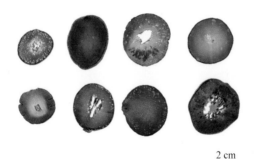

2 cm

图 19-4　橘红胎片（润切片）

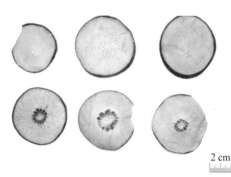

2 cm

图 19-5　橘红胎片（鲜切片）

【功能与主治】

理气宽中，燥湿化痰。用于咳嗽痰多，食积伤酒，呕恶痞闷。

【用法与用量】

3～6g。

药膳组方

※橘红茶

材　　料：橘红5g，甘草2g。

制　　法：橘红及甘草中加入适量水，水沸腾后再煮5min即可。

食疗价值：橘红理气、燥湿化痰、消食；甘草止咳祛痰，又可调和橘红药性，避免泄气太过。适用于肺寒咳嗽痰多，食积伤酒，呕恶痞闷。

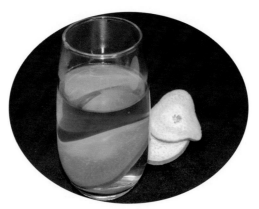

图 19-6　橘红茶

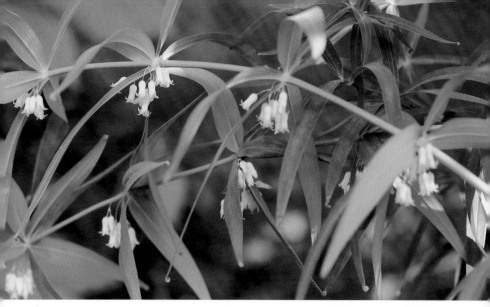

图 20-1 黄精原植物

20 黄精 POLYGONATI RHIZOMA

来源

本品为百合科植物滇黄精*Polygonatum kingianum* Coll. et Hemsl.、黄精 *Polygonatum sibiricum* Red. 或多花黄精 *Polygonatum cyrtonema* Hua的干燥根茎。按形状不同，习称"大黄精""鸡头黄精""姜形黄精"。春、秋二季采挖，除去须根，洗净，置沸水中略烫或蒸至透心，干燥。

【原植物形态】

1. 滇黄精

根状茎肥厚，近圆柱形或近连珠状，结节有时作不规则菱状。茎高1～3m，顶端攀缘状。叶条形、条状披针形或披针形，3～10枚轮生，长6～22cm，宽5～28mm，先端呈拳卷状。总花梗下垂，花序具2～5朵花，苞片位于花梗下方，微小，膜质；花被片粉红色。浆果红色，种子7～12颗。

2. 黄精

根状茎圆柱状，节间一段粗，一端细，粗端有短分枝。茎可达1m，有时呈攀缘状。叶条状披针形，4~6枚轮生，先端拳卷或弯曲成钩。花序似伞形花序，下垂，有2~4朵花；花被片乳白色至淡黄色。浆果黑色，种子4~7颗。

3. 多花黄精

根状茎肥厚，连珠状或结节成块。茎高50~100cm，叶互生，叶片椭圆形、卵状披针形至矩圆状披针形，先端尖至渐尖。伞形花序，每个花序1~14朵花；苞片位于花梗中部以下；花被片黄绿色；花丝两侧扁或稍扁，具乳头状突起，顶端稍膨大乃至具囊状突起。浆果黑色，种子3~9颗。

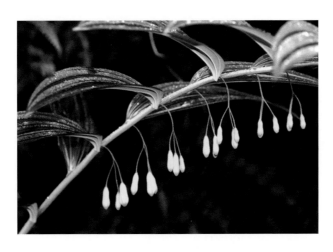

图 20-2　多花黄精原植物（夏静拍摄）

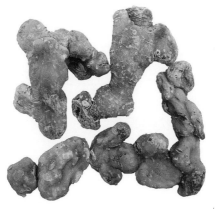

图 20-3　黄精药材

【主要鉴别特征】

■ 大黄精

　　呈肥厚肉质的结节块状，结节长可达10cm以上，宽3～6cm，厚2～3cm。表面淡黄色至黄棕色，具环节，有皱纹及须根痕，结节上侧茎痕呈圆盘状，圆周凹入，中部突出。质硬而韧，不易折断，断面角质，淡黄色至黄棕色。气微，味甜，嚼之有黏性。

■ 鸡头黄精

　　呈结节状弯柱形，长3～10cm，直径0.5～1.5cm。结节长2～4cm，略呈圆锥形，常有分枝。表面黄白色或灰黄色，半透明，有纵皱纹，茎痕圆形，直径5～8mm。

■ **姜形黄精**

呈长条结节块状，长短不等，常数个块状结节相连。表面灰黄色或黄褐色，粗糙，结节上侧有突出的圆盘状茎痕，直径0.8～1.5cm。

味苦者不可药用。

本品饮片常切成不规则的厚片，断面角质样，可见多数淡黄色筋脉小点。

■ **酒黄精**

取净黄精片，加酒炖透或蒸透。本品表面棕褐色至黑色，有光泽，中心棕色至浅褐色，可见细筋脉点。质较柔软。味甜，微有酒香气。

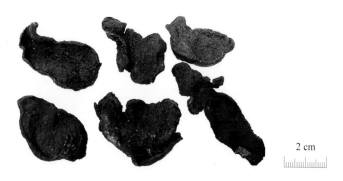

2 cm

图 20-4　酒黄精饮片

【功能与主治】

补气养阴，健脾，润肺，益肾。用于脾胃气虚，体倦乏力，胃阴不足，口干食少，肺虚燥咳，劳嗽咯血，精血不足，腰膝酸软，须发早白，内热消渴。

【用法与用量】

9～15g。

药膳组方

※黄精瓦撑焗桂鱼

材　　料：黄精片30g，桂花鱼1条（约400g），姜片、蒜、葱等适量。

制　　法：桂花鱼除去内脏、洗净切大块，姜片、蒜、葱等配料爆香，把桂花鱼摆放在配料上，加入黄精，加盖，用文火加热4～5min至九成熟即可上桌。

食疗价值：黄精补气养阴、健脾益肾，桂花鱼健脾养胃，此膳可以调养脾胃，亦适合体倦乏力，内热消渴等症。

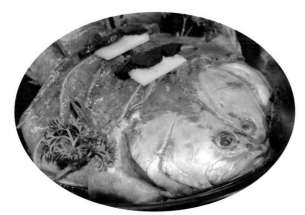

图 20-5　黄精瓦撑焗桂鱼

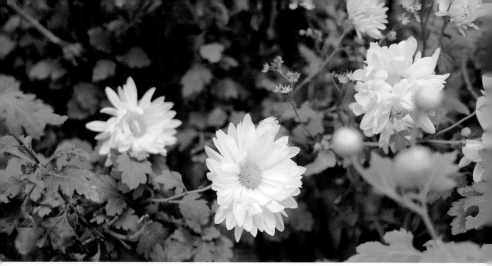

图 21-1　菊原植物

21 菊花 CHRYSANTHEMI FLOS

来源

> 本品为菊科植物菊 *Chrysanthemum morifolium* Ramat.的干燥头状花序。9～11月花盛开时分批采收，阴干或焙干，或熏、蒸后晒干。

【原植物形态】

多年生草本，高60～150cm。茎直立，分枝或不分枝，被柔毛。叶互生，有短柄，卵形至披针形，长5～15cm，羽状浅裂或半裂，基部楔形，下面被白色短柔毛。头状花序直径2.5～20cm，大小不一。总苞片多层，外层外被柔毛。舌状花颜色各种，管状花黄色。

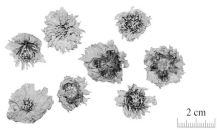

2 cm

图 21-2　亳菊药材

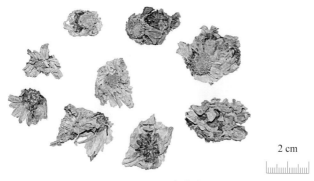

图 21-3　滁菊药材

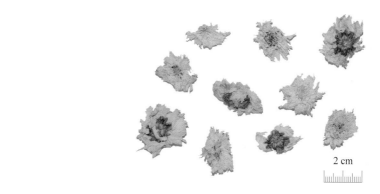

图 21-4　贡菊药材

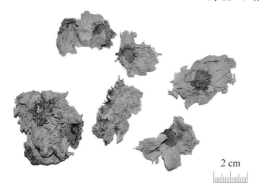

图 21-5　杭菊药材

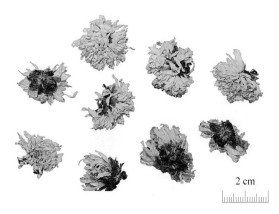

2 cm

图 21-6 怀菊药材

【主要鉴别特征】

■ 亳菊

本品呈倒圆锥形或圆筒形，有时稍压扁呈扇形，直径1.5～3 cm，离散。总苞碟状；总苞片3～4层，卵形或椭圆形，草质，黄绿色或褐绿色，外面被柔毛，边缘膜质。花托半球形，无托片或托毛。舌状花数层，雌性，位于外围，类白色，劲直，上举，纵向折缩，散生金黄色腺点；管状花多数，两性，位于中央，为舌状花所隐藏，黄色，顶端5齿裂。瘦果不发育，无冠毛。体轻，质柔润，干时松脆。气清香，味甘、微苦。

■ 滁菊

呈不规则球形或扁球形，直径1.5～2.5cm。舌状花类白色，不规则扭曲，内卷，边缘皱缩，有时可见淡褐色腺点；管状花大多隐藏。

■ **贡菊**

呈扁球形或不规则球形，直径1.5～2.5cm。舌状花白色或类白色，斜升，上部反折，边缘稍内卷而皱缩，通常无腺点；管状花少，外露。

■ **杭菊**

呈碟形或扁球形，直径2.5～4cm，常数个相连成片。舌状花类白色或黄色，平展或微折叠，彼此粘连，通常无腺点；管状花多数，外露。

■ **怀菊**

呈不规则球形或扁球形，直径1.5～2.5cm。多数为舌状花，舌状花类白色或黄色，不规则扭曲，内卷，边缘皱缩，有时可见腺点；管状花大多隐藏。

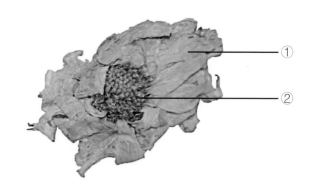

①舌状花。
②管状花。

图 21-7 菊花鉴别特征

非正品

◆ 掺入淀粉或泥沙的菊花

曾发现不法商家向菊花中掺入淀粉或泥沙以增重，再压制成菊饼或菊砖进行销售。可用水试的方法进行鉴别。

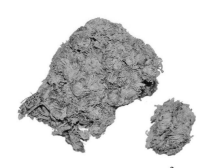

2 cm

图 21-8 增重的菊花

◎ 鉴别方法

方法1　取本品适量，用手揉碎。正常的菊花药材，仅能观察到菊花碎片。增重的样品除了菊花自身的碎片外，还有白色或灰白色粉末掉落，手捻之有沙粒感。

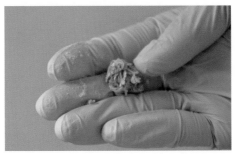

图 21-9　增重的菊花手捻时有粉末掉落

方法2　取本品适量，浸泡于热水中，静置。正常的菊花药材，水浸液淡黄色，澄清。用淀粉增重的菊花的水浸液为黄白色浑浊；用泥沙增重的菊花药材的水浸液浑浊，并在水底能看见泥沙沉淀。

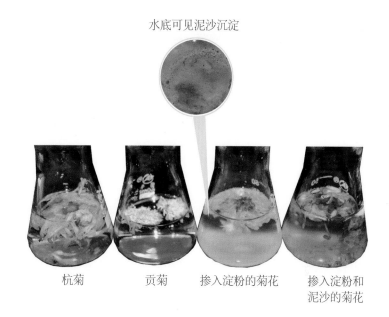

水底可见泥沙沉淀

杭菊　　　　贡菊　　　掺入淀粉的菊花　　掺入淀粉和
　　　　　　　　　　　　　　　　　　　　　泥沙的菊花

图 21-10　菊花水试结果

◆ 熏硫菊花

不法商家为了防止菊花生虫，同时使菊花药材色泽鲜艳、卖相美观，对菊花药材进行熏硫处理。熏硫后的菊花表面黄白色，质软，可闻到较明显的刺激性臭气，口尝略酸。

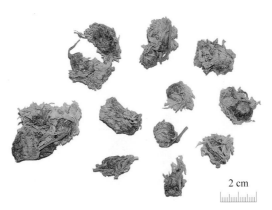

2 cm

图 21-11　熏硫菊花药材

◎ **鉴别方法**

　　取菊花药材，剪碎，装入离心管至离心管表面刻度约10ml处，加入纯净水至离心管刻度13ml处，大力振摇5s后放置，2min后再大力振摇5s，静置。2min后吸取上清液约1ml至塑料瓶中。往塑料瓶中加入1滴二氧化硫试剂C，摇匀；再加入2滴二氧化硫试剂A，摇匀；最后加入2滴二氧化硫试剂B，摇匀，5min后观察塑料瓶中液体的颜色。若液体颜色比标准色A红，则显示本品的二氧化硫残留量可能超过国家标准规定的限度；反之，合格。

标准色A

标准色B

标准色C

图 21-12　二氧化硫标准比色卡

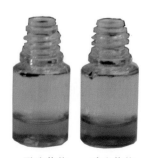

无硫菊花　　熏硫菊花

图 21-13　菊花的二氧化硫残留量快检结果

二氧化硫快筛试剂盒（广东省药品检验所研制，广州安诺食品科学技术有限公司出品）包括二氧化硫试剂A、二氧化硫试剂B、二氧化硫试剂C各1支，离心管2支，塑料瓶1支等。

【功能与主治】

散风清热，平肝明目，清热解毒。用于风热感冒，头痛眩晕，目赤肿痛，眼目昏花，疮痈肿毒。

【用法与用量】

5～10g。

❀ 药膳组方 ❀

※红枣菊花粥

材　　料：红枣50g，粳米100g，菊花15g，红糖适量。

制　　法：红枣、粳米、菊花一起放入锅内，加清水适量，中火煮至浓稠，放入适量红糖调味食用。

食疗价值：具有健脾补血、清肝明目之功效。长期食用可使面部肤色红润，起到保健防病的作用。

※菊花山楂茶

材　　料：菊花15g，山楂20g。

制　　法：取菊花和山楂，加水250ml进行煎煮，或用沸水冲泡10min。每日1次。

食疗价值：此茶具有健脾、消食、清热、降脂的功效。适用于高血压、冠心病、高脂血症和肥胖等。

※菊花胡萝卜汤

材　　料：菊花6g，胡萝卜100g，葱花5g，食盐适量，香油2ml。

制　　法：将胡萝卜洗净切片，加入适量水，待胡萝卜煮熟后，再放入菊花、食盐，保持微沸5min。撒上葱花，淋入香油即可。

食疗价值：此汤具有良好的明目养眼功效。

※菊花炒肉丝

材　　料：鲜菊花50g，瘦肉300g，鸡蛋1个。

制　　法：▲ 菊花去蒂撕散，洗净。

▲ 瘦肉切成薄肉丝。鸡蛋去黄，加豆粉、食盐、酱油等调料兑成汁。

▲ 炒锅烧热，加入适量食用油，待油五成热时放入肉丝，再把兑好的汁搅匀倒入锅中，先翻炒几下，接着放入菊花，翻炒均匀，待肉丝熟后即起锅食用。

食疗价值：具有养肝血、清风明目的作用。

※杞菊茶

材　　料：枸杞子15g，菊花10g。

制　　法：枸杞子、菊花放入杯中，开水冲泡10min即可。

食疗价值：菊花性寒，配以性偏温的枸杞子，此茶性温和，具有滋补肝肾、清热明目之功效，可以长期饮用，尤适合熬夜后虚火上炎导致的眼睛干涩红肿、视物不清。若为脾胃虚寒者，可适量减少菊花的用量。

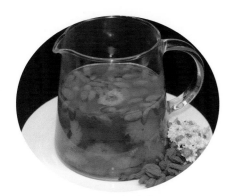

图 21-14　杞菊茶

22 莲子 NELUMBINIS SEMEN

来源 为睡莲科植物莲 *Nelumbo nucifera* Gaertn. 的干燥成熟种子。秋季果实成熟时采割莲房，取出果实，除去果皮，干燥。

【原植物形态】

见"荷叶"条目项下介绍。

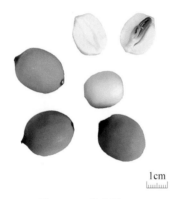

1cm

图 22-1　莲子鲜品

【主要鉴别特征】

■ 莲子药材

本品略呈椭圆形或类球形，长1.2～1.8cm，直径0.8～1.4cm。表面红棕色，有细纵纹和较宽的脉纹。一端中心呈乳头状突起，棕褐色，多有裂口，其周边略下陷。质硬，种皮薄，不易剥离。子叶2，黄白色，肥厚，中有空隙，具绿色莲子心。气微，味甘、微涩；莲子心味苦。

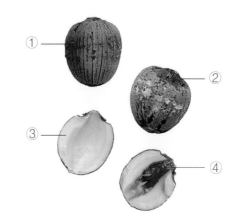

①细纵纹和脉纹。

②乳头状突起。

③子叶。

④莲子心。

图 22-2　莲子鉴别特征

■ 去皮莲子

莲子除去种皮和莲子心的加工品，多用于煲汤。

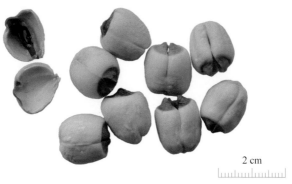

2 cm

图 22-3　去皮莲子

【功能与主治】

补脾止泻，止带，益肾涩精，养心安神。用于脾虚泄泻，带下，遗精，心悸失眠。

【用法与用量】

6～15g。

药膳组方

※人参莲肉汤

材　　料：人参10g，莲子（去芯）10枚，冰糖30g。

制　　法：莲子用适量水浸泡，加入人参和冰糖，蒸1h即可食用。

食疗价值：补气益脾，适用于病后体虚，脾虚消瘦，疲倦，自汗，泄泻等症。

※九仙王道糕

材　　料：莲子（去芯）200g，山药250g，茯苓、薏苡仁各200g，芡实（去壳）、白扁豆、炒麦芽各100g，柿饼50g，白砂糖1kg，粳米粉3.5kg。

制　　法：以上同研细末，加入粳米粉，搅匀，蒸糕晒干后食用。可用米汤送服。

食疗价值：扶元气，养精神，健脾胃，促饮食，补虚损，生肌肉。

※荷塘月色

材　　料：莲子30g，莲藕片50g，荷兰豆30g，山药片50g，
　　　　　木耳30g。

制　　法：莲子清水泡3h，其他材料焯水备用。烧锅放油，
　　　　　放入材料，炒熟调味即可。

食疗价值：莲子补脾止泻、益肾，山药气阴双补、略有涩
　　　　　性，莲藕健脾开胃且清脆爽口，木耳降血脂，对
　　　　　脾虚、不思饮食、泄泻有一定的改善作用。也可
　　　　　预防高血压、高脂血症。

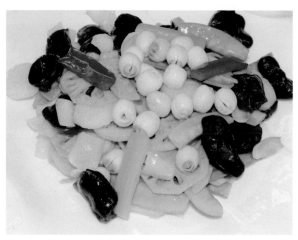

图 22-4　荷塘月色

23 鹿茸 CERUI CORNU PANTOTRICHUM

来源 本品为鹿科动物梅花鹿 *Cervus nippon* Temminck或马鹿 *Cervus elaphus* Linnaeus的雄鹿未骨化密生茸毛的幼角。前者习称"花鹿茸"，后者习称"马鹿茸"。夏、秋二季锯取鹿茸，经加工后阴干或烘干。

【原动物形态】

1. 梅花鹿

中型鹿，成年雄鹿体重约150kg，成年雌鹿100~120kg；体长1.4~1.7m。鼻端裸露部分不超过鼻孔间宽；眶下腺明显；耳大直立。四肢细长，后肢踝关节外侧下方具褐色跖腺，主蹄狭尖，侧蹄小。尾短，长13~18cm。冬季毛发密厚，有绒毛，白色斑点不明显；夏季毛薄，无绒毛，白色斑点明显，在背部脊柱两旁和体侧下缘的白斑排成两行，背

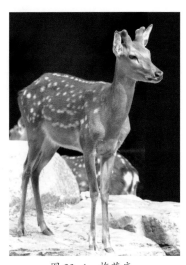

图 23-1 梅花鹿

中线黑色。雌鹿不长角，雄鹿有角，第1年幼鹿不长角，第2年长角，不分叉。第3年开始分叉，长全时共4~5叉。

2．马鹿

体型较梅花鹿大，雄鹿200~250kg，雌鹿150kg左右。体长达2m。鼻端裸露，鼻孔间及鼻缘均无毛。四肢长，蹄大，卵圆形，两侧蹄也较长，端部可着地。冬季毛厚密，有绒毛颈部沿背中线到体后有一条黑棕色条纹；臀部有一褐色的大斑；夏季毛较短。幼鹿有白斑，在体两侧排列成4~5条斑纹，第一次脱毛后斑纹消失。

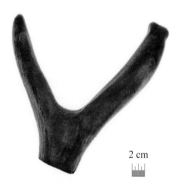

2 cm

图 23-2　花鹿茸（二杠）药材

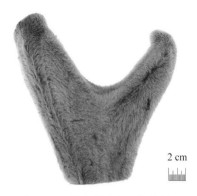

2 cm

图 23-3　马鹿茸（单门）药材

【主要鉴别特征】

■ 花鹿茸

呈圆柱状分枝，具一个分枝者习称"二杠"，主枝习称"大挺"，长17~20cm，锯口直径4~5cm，离锯口约1cm处分出侧枝，习称"门庄"，长9~15cm，直径较大挺略细。外皮红棕色或棕色，多光润，表面密生红黄色或棕黄色细茸毛，上端较密，下端较疏；分岔间具1条灰黑色筋脉，皮茸紧贴。锯口黄白色，外围无骨质，中部密布细孔。具二个分枝者，习称"三岔"，大挺长23~33cm，直径较二杠细，略呈弓形，微扁，枝端略尖，下部多有纵棱筋及突起疙瘩；皮红黄色，茸毛较稀而粗。体轻。气微腥，味微咸。

■ 马鹿茸

较花鹿茸粗大，分枝较多，侧枝一个者习称"单门"，二个者习称"莲花"，三个者习称"三岔"，四个者习称"四岔"或更多。按产地分为"东马鹿茸"和"西马鹿茸"。

东马鹿茸的"单门"大挺长25~27cm，直径约3cm。外皮灰黑色，茸毛灰褐色或灰黄色，锯口面外皮较厚，灰黑色，中部密布细孔，质嫩；"莲花"大挺长可达33cm，下部有棱筋，锯口面蜂窝状小孔稍大；"三岔"皮色深，质较老；"四岔"茸毛粗而稀，大挺下部具棱筋及疙瘩，分枝顶端多无毛，习称"捻头"。

西马鹿茸的大挺多不圆，顶端圆扁不一，长30~100cm。表面有棱，多抽缩干瘪，分枝较长且弯曲，茸毛粗长，灰色或黑灰色。锯口色较深，常见骨质。气腥臭，味咸。

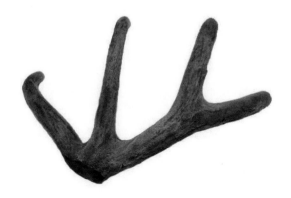

图 23-4 马鹿茸（四岔）药材

■ **鹿茸片**

　　鹿茸片分花鹿茸片和马鹿茸片，为不规则圆形或椭圆形薄片，边缘皮茸紧贴。以蜂窝小孔越细密且均匀者质量越好。

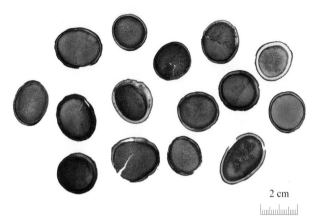

2 cm

图 23-5 花鹿茸片

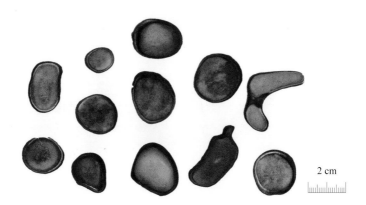

2 cm

图 23-6　马鹿茸片

① 茸皮。
② 皮茸紧贴，无缝隙。
③蜂窝状小孔。

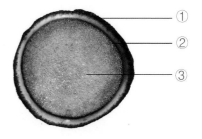

图 23-7　鹿茸片鉴别特征

■ 鹿茸片（薄片）

　　为广东省传统饮片规格。将鹿茸除去茸毛，大小分档，用30度的米酒洗净，取干净的布，米酒浸透，用湿布包裹鹿茸，置密闭容器中，让米酒润透鹿茸，待软化后，用棉布将鹿茸包好，用棉绳扎紧，置蒸锅中蒸50min，取出，摊凉，解去绳子，略用木槌打软。取蒸后的鹿茸用小刀根据形状纵向剖开，将色泽相近的鹿茸拼接，然后用鹿茸皮包扎成大小均匀的长条状；过于粗大的鹿茸纵切成2~3份，如外表的茸皮不够时，可补少量已泡软的鹿皮，再分别用布绳扎实，再蒸约30min。经反复多次的扎、蒸至鹿茸呈结实的圆柱长条状，用指掐软硬适度为止。取出刨切成0.1mm以下的圆形薄片。将切制后的鹿茸片及时用吸水纸压平，阴干或低温干燥。本品呈类圆形的薄片，直径10~30mm，厚0.06~0.1mm。边缘茸皮紧贴，切面红棕色，蜂窝状小孔自然排列。气微腥，味微咸。

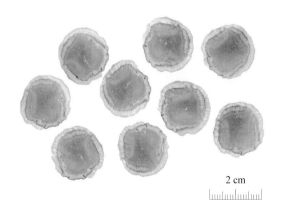

2 cm

图 23-8 鹿茸片（薄片）

■ 附：鹿茸片等级

根据鹿茸的不同部位切制的鹿茸片分为不同等级：腊片、粉片、血片和骨片等，等级的区分除了切制的部位外，还与鹿茸老嫩、粗细有关。传统认为"腊片"质量最佳，但由于占整个鹿茸的比例较小，价格昂贵。

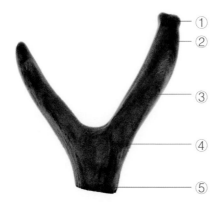

① 腊片。

② 粉片。

③ 血片。

④ 砂片。

⑤ 骨片。

图 23-9　鹿茸各部位对应等级

非正品

◆ **用其他鹿的鹿角切片伪充鹿茸片**

多见新西兰鹿、驼鹿、水鹿、驯鹿等。本品多呈不规则圆形，外围有骨密质层，无茸皮。内部棕褐色或更深，蜂窝状小孔粗大。

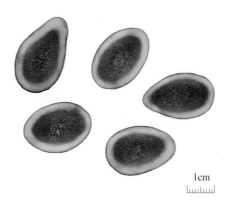

1cm

图 23-10　新西兰鹿鹿角切片

◆ 鹿角包裹鹿皮的伪制品

多用鹿类动物外皮，包裹已骨化的鹿角，再切成片。本品外皮与中间骨质部分不紧贴，水浸泡后外皮脱落；中间骨质部分蜂窝状小孔粗大。

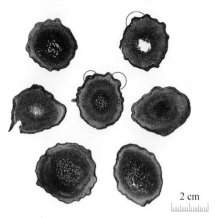

2 cm

图 23-11　鹿角包裹鹿皮伪制的鹿茸片
（红圈示外皮与骨质部分不紧贴的现象）

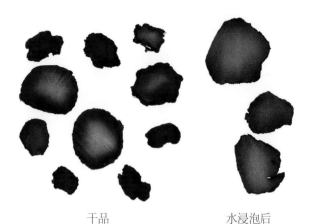

干品　　　　　　　水浸泡后

图 23-12　鹿皮伪制的蜡片

◆ 鹿角经漂白或染色伪制

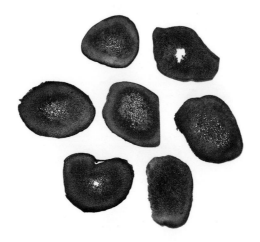

图 23-13　鹿角片染色后伪充血片

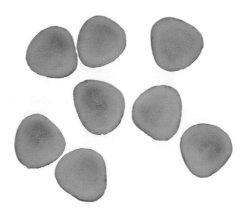

图 23-14　鹿角片漂白后伪充粉片

◆ **用蛋清、色素、骨块和动物皮毛加工的伪制品**

多为菲薄的圆形片，半透明，无蜂窝状小孔或小孔排列不自然，易碎裂，用水浸泡或稍煮后即破烂或分离。

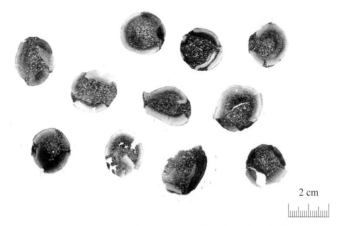

2 cm

图 23-15　用骨质组织、血茸碎块和其他杂质
包裹外层皮伪制的鹿茸片

【功能与主治】

壮肾阳，益精血，强筋骨，调冲任，托疮毒。用于肾阳不足，精血亏虚，阳痿滑精，宫冷不孕，羸瘦，神疲，畏寒，眩晕，耳鸣，耳聋，腰脊冷痛，筋骨痿软，崩漏带下，阴疽不敛。

【用法与用量】

1～2g，研末冲服。

❋ 药膳组方 ❋

※鹿茸淮山乌鸡汤

材　　料：鹿茸4g，淮山药40g，乌鸡120g。

制　　法：鹿茸、淮山药洗净；乌鸡肉去皮，洗净切块，放入开水中煮5min，取出过冷水。把食材放炖盅内，加适量开水，隔水慢火炖2~3h，汤成趁热服。

食疗价值：此汤功能温壮肾阳、收敛止带。鹿茸为峻补肾阳之要药，补肾阳、益精血，适合肾阳不足、精血亏虚、腰酸肢冷、带下过多、宫冷不孕、小便清长的人群。

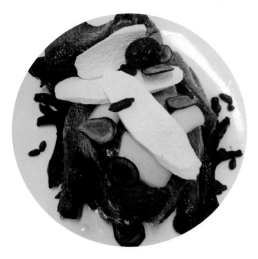

图23-16　鹿茸淮山乌鸡汤

※红参鹿茸鸡肉汤

材　　料：鸡肉120g，红参12g，鹿茸3g。

制　　法：取鸡胸肉或鸡腿肉洗净，去皮，切粒；红参切片。全部材料放入炖盅内，加开水适量，加盖，隔水慢火炖3h，汤成可供饮用。

食疗价值：大病或失血后伤及元气，或房劳过度，耗竭肾精，畏寒肢冷，不育不孕。此汤可大补元气，温壮肾阳。参茸同用，补气而壮阳，红参能大补元气。鹿茸可补肾阳、益精血、生精补髓，养血益阳，强筋健骨，治肾阳不足、耳聋。鹿茸能提高机体的工作能力，改善睡眠和食欲，并能降低肌肉的疲劳。

※鹿茸枸杞鲍鱼汤

材　　料：鹿茸片2g，枸杞子20g，新鲜鲍鱼1只（约50g），红枣5g，生姜5g。

制　　法：▲ 鲍鱼去壳，洗净污秽，切成片状。

　　　　　▲ 鹿茸片和枸杞子用水漂洗；生姜和红枣用水洗净；生姜去皮切片；红枣去核。

　　　　　▲ 将全部材料放入炖盅内，加入凉开水，盖上盖，放入锅内，隔水炖4h，加入食盐调味，即可饮用。

食疗价值：益精明目，强身健体。此炖品补血强身、益精明目。日常用此炖品佐膳，可补益身体，且补而不燥，可以防止视力早衰。如患血气不足，肝肾亏损，头晕眼花，精神疲乏，妇女月经不调，都可用此炖品作食疗且男女适用。

※复方鹿茸酒

材　　料：鹿茸10g，黄精30g，白酒500ml。

制　　法：上述两味药以白酒500ml浸渍2周，每次饮1~2小杯。

食疗价值：本方以鹿茸补肾壮阳、益精血。用于体弱阳虚，精血不足，阳痿，夜尿多，手足欠温或血压偏低。

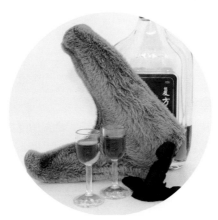

图23-17　复方鹿茸酒

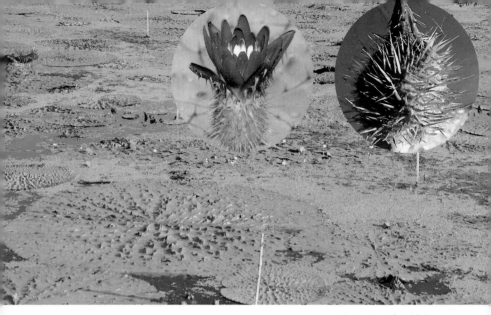

图 24-1　芡原植物

24 芡实 EURYALES SEMEN

来源 为睡莲科植物芡 *Euryale ferox* Salisb. 的干燥成熟种子。秋末冬初采收成熟果实，除去果皮，取出种子，洗净，再除去硬壳（外种皮），晒干。

【原植物形态】

一年生大型水生草本。初生叶沉水，箭形或椭圆肾形，两面及叶柄无刺；后生叶浮于水面，革质，椭圆肾形至圆形，盾状，全缘，下面带紫色，有短柔毛，两面在叶脉分枝处有锐刺；叶柄及花梗粗壮，有硬刺。花萼片披针形，内面紫色，外面密生稍弯硬刺；花瓣矩圆披针形或披针形，长1.5～2cm，紫红色，成数轮排列，向内渐变成雄蕊；柱头红色，成凹入的柱头盘。浆果球形，直径3～5cm，暗紫红色，外面密生硬刺；种子球形，直径约10mm，黑色。花期7—8月，果期8—9月。

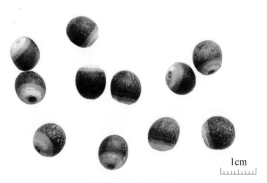

图 24-2 芡实药材

【主要鉴别特征】

本品呈类球形，多为破粒，完整者直径5～8 mm。表面有棕红色或红褐色内种皮，一端黄白色，约占全体1/3，有凹点状的种脐痕，除去内种皮显白色。质较硬，断面白色，粉性。气微，味淡。

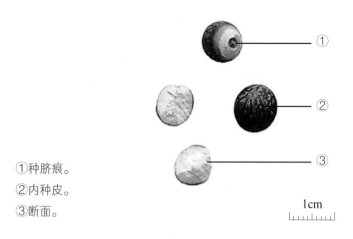

①种脐痕。
②内种皮。
③断面。

图 24-3 芡实鉴别特征

【功能与主治】

益肾固精，补脾止泻，除湿止带。用于遗精滑精，遗尿尿频，脾虚久泻，白浊，带下。

【用法与用量】

9～15g。

药膳组方

※芡实龙眼粥

材　　料：芡实60g，龙眼肉50g，糯米100g。

制　　法：将芡实、龙眼肉、糯米洗净，入锅，加水同煮。煮沸后改文火再煮10min即成。

食疗价值：本品益精强志，聪耳明目，通五脏，补中益气。

※椰香薏米芡实南瓜煲

材　　料：百合10g，薏苡仁20g，芡实30g，香芋10g，南瓜20g，山药30g，椰汁800ml，椰浆50ml，牛奶150ml。

制　　法：薏苡仁、芡实、百合清水泡3h，南瓜、山药、香芋切丁焯水，将所有材料放入煲中，加入椰汁、椰浆和牛奶，煮开后再煮30min即可。

食疗价值：本品健脾和胃、益肾固精，日常需调理肠胃者皆可食用，尤适用于脾虚腹泻，遗精滑精等脾肾两虚的人群。

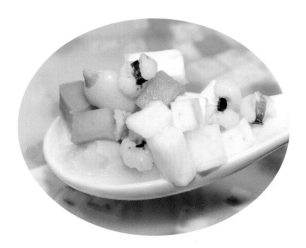

图 24-4　椰香薏米芡实南瓜煲

※芡实莲子糕

材　　料：芡实、莲子、山药、白扁豆各等份，白砂糖适量。

制　　法：将芡实、莲子、山药、白扁豆研磨成细粉，混合
拌匀。每次取30～60g，加适当的白砂糖，蒸熟。

食疗价值：本品清利湿热、理气和中，适用于伤寒属脾胃不
和者。

25 人参 GINSENG RADIX ET RHIZOMA

本品为五加科植物人参*Panax ginseng* C. A. Mey. 的干燥根及根茎。栽培的俗称"园参";播种在山林野生状态下自然生长的又称"林下山参",习称"籽海"。

【原植物形态】

见"红参"条目项下介绍。

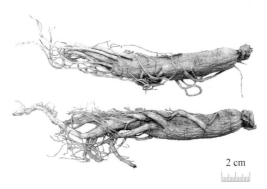

2 cm

图 25-1　生晒参药材

【主要鉴别特征】

主根呈纺锤形或圆柱形,长3～15cm,直径1～2cm。表面灰黄色,上部或全体有疏浅断续的粗横纹及明显的纵皱,下部有支根2～3条,并着生多数细长的须根,须根上常有不明显的细小疣状突出。根茎(芦头)长1～4cm,直径0.3～1.5cm,多拘挛而弯曲,具不定根(芋)和稀疏的凹窝状茎痕(芦碗)。质较硬,断面淡黄白色,显粉性,形成层环纹棕黄色，皮部有黄棕色小点及放射状裂隙。香气特异，味微苦、甘。

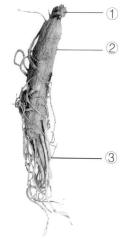

①芦头。
②纵皱纹。
③支根和须根。

图 25-2 人参鉴别特征

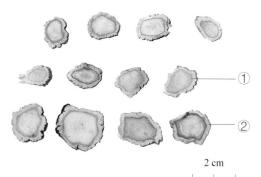

2 cm

①有棕黄色形成层环。
②切面中央有裂隙。

图 25-3 人参片鉴别特征

非正品

◆ 农药残留量超标的人参

在种植人参的过程中，可能会由于杀虫剂的滥用，而导致人参的农药残留量超标。使用农药残留快筛试剂盒（广东省药品检验所研制，广州安诺食品科学技术有限公司出品）进行检测，可以初步筛查样品的农药残留。

◎ 操作方法

取本品适量，剪碎成粗颗粒，装入离心管至约一半容积，滴加农药残留试剂A 10滴，再加入约10ml纯净水。拧紧管盖，大力振摇约30s，静置2min后再大力振摇约30s，静置。取上层清液倒入离心管盖中，取一片检测卡，把白色药片浸泡在管盖中，放置10min进行预反应。将速测卡对折，用手将两片药片紧捏在一起3~4min。每次检测应设一个纯净水的空白对照卡。

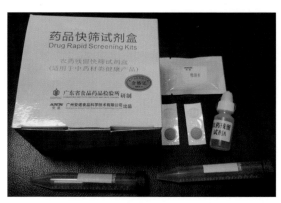

图 25-4　农药残留快筛试剂盒

◎ 结果判定

阴性（－）：样品的白色药片与空白对照卡变成同样的天蓝色，则为阴性。

阳性（＋）：样品的白色药片变为其他颜色（包括浅于对照卡的蓝色），则判为阳性。

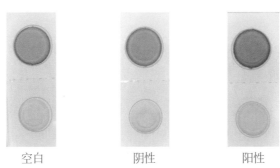

空白　　　　　　　阴性　　　　　　　阳性

图 25-5　农药残留快筛结果

【功能与主治】

大补元气，复脉固脱，补脾益肺，生津养血，安神益智。用于体虚欲脱，肢冷脉微，脾虚食少，肺虚喘咳，津伤口渴，内热消渴，气血亏虚，久病虚羸，惊悸失眠，阳痿宫冷。

【用法与用量】

3~9g，另煎兑服；也可研粉吞服，一次2g，一日2次。

药膳组方

※人参汤圆

材　　料：人参、黑芝麻、鸡油各30g，蜂蜜、白砂糖、面粉各150g，糯米粉500g。

制　　法：▲ 人参加水浸软后切薄片，再放锅内用文火烘脆，研细粉。

▲ 面粉用文火炒黄。

▲ 黑芝麻炒香研细，与蜂蜜用擀面杖压成泥状，加白砂糖、鸡油、人参粉、黑芝麻粉，拌匀，揉成馅。

▲ 将糯米粉加适量水揉成粉团，搓成长条，做成约12g的汤圆坯，包馅。把水烧沸，下汤圆，煮至汤圆浮在水面约3 min。早晚餐服食。

食疗价值：本品功能补中益气，养心安神。适用于脾虚泄泻，心悸自汗，倦急乏力等症。

※生脉汤

材　　料：鲜人参27g，麦冬27g，五味子18g，瘦肉100g，鸡肉250g。

制　　法：鲜人参切片，全部材料洗净，放入炖盅，加入清水1000ml，用慢火炖4～5h，调味即可。

食疗价值：人参大补元气，麦冬养阴清心、润肺生津，五味子敛肺止汗、生津止渴，三者合用可以益气生津、敛阴止汗，再加以猪肉、鸡肉补气，有提升血压作用，适于血压偏低或体虚羸弱的人群，夏日因气阴不足所致汗多神疲、咽干口渴、气短懒言者亦可服用。

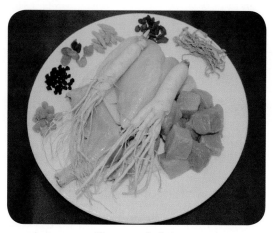

图 25-6　生脉汤

※人参枸杞酒

材　　料：人参20g，枸杞子350g，熟地黄100g，冰糖400g，白酒10L。

制　　法：▲ 人参烘软切片，枸杞子去杂质，装布袋备用。

　　　　　▲ 冰糖入锅中，加适量水，加热至溶解，煮沸，炼至黄色时，趁热用纱布过滤，备用。

　　　　　▲ 白酒置坛内，将装有人参、枸杞子的布袋放入坛内，加盖密封，浸泡10～15天，每日搅拌1次，浸泡至药材的药味淡，用细布除沉淀，加入冰糖，搅匀，再静置过滤，澄清即可服用。也可以按原方比例扩大10倍制作。每次服

　　　　10～20ml，每日2～3次。

食疗价值：适用于各种虚症劳损，食少，乏力，自汗，眩
　　　　晕，失眠，腰痛等症。对病后体虚及贫血，营养
　　　　不良，神经衰弱，糖尿病患者亦有效果。无病常
　　　　饮，可强身延寿。

※参枣龙眼乌鸡汤

材　　料：人参10g，红枣10g，龙眼肉10g，乌鸡500g，猪瘦
　　　　肉100g。

制　　法：▲ 乌鸡宰杀，洗净，斩小块，焯水后捞出。
　　　　▲ 其他食材洗净，与鸡肉一起置于炖盅内，加入
　　　　清水2.5L，炖2h，食盐调味即可。

药用价值：本汤具有补脾益肺、补气养血、宁心安神、益精
　　　　填髓等作用，适宜在初冬时食用。

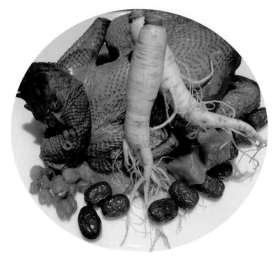

图 25-7　参枣龙眼乌鸡汤

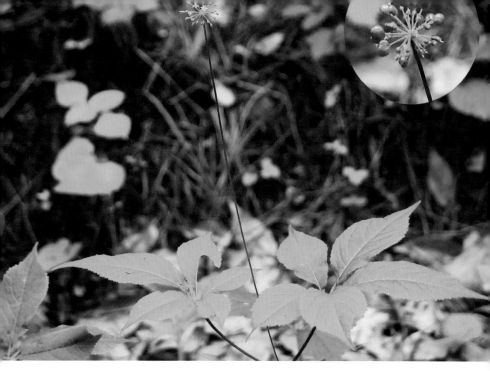

图 26-1　三七原植物

26 三七 NOTOGINSENG RADIX ET RHIIOMA

来源	本品为五加科植物三七 *Panax notoginseng*（Burk.）F. H. Chen的干燥根及根茎。秋季花开前采挖，洗净，分开主根、支根及根茎，干燥。支根习称"筋条"，根茎习称"剪口"。

【原植物形态】

多年生草本；根状茎短，横生，有2条或以上的肉质根；肉质根圆柱形，上部有瘤状突起。地上茎单生，无毛，基部有宿存鳞片。叶为掌状复叶，在茎顶部3～4枚轮生；托叶披针形，较小；小叶倒卵状椭圆形，膜质，5～7枚，基部一对较小，边缘有细密锯齿，齿端有小刚毛，小叶上面沿叶脉疏生刚毛。花序为伞形花序，顶生，花萼5齿状；花被片5，黄绿色，先端尖。核果浆果状，近肾形，成熟时红色，内有1~3粒扁球形种子。

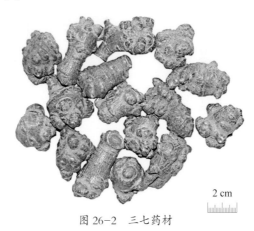

2 cm

图26-2　三七药材

【主要鉴别特征】

■ 主根

　　呈类圆锥形或圆柱形，长1～6cm，直径1～4cm。表面灰褐色或灰黄色，有断续的纵皱纹和支根痕。顶端有茎痕，周围有瘤状突起。体重，质坚实，断面灰绿色、黄绿色或灰白色，木部微呈放射状排列。气微，味苦回甜。

■ 筋条

　　呈圆柱形或圆锥形，长2～6cm，上端直径约0.8cm，下端直径约0.3cm。

■ 剪口

　　呈不规则的皱缩块状或条状，表面有数个明显的茎痕及环纹，断面中心灰绿色或白色，边缘深绿色或灰色。

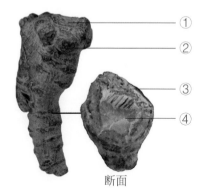

①茎痕。
②瘤状突起。
③皮部。
④木部。

断面

图 26-3　三七主根鉴别特征

非正品

◆ **人为增重的三七**

　　在三七的皮部和木部之间插入铁丝或灌入铁屑，以达到增重的目的。

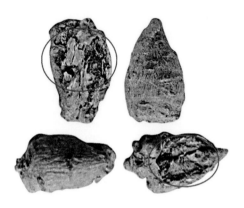

图 26-4　藏有铁屑的三七（红圈示添加的铁屑）

◆ **三七的幼根及根茎**

为1~2年生的三七幼根和根茎，市场多见，常称为"小三七"或"野生三七"。

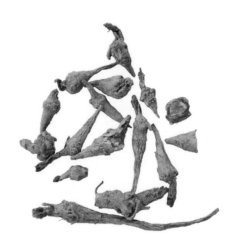

图 26-5　小三七

◆ **莪术**

为莪术经雕刻后的人工伪制品。

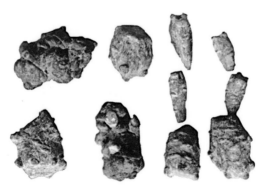

图 26-6　伪三七（莪术雕刻）

【功能与主治】

散瘀止血，消肿定痛。用于咯血，吐血，衄血，便血，崩漏，外伤出血，胸腹刺痛，跌扑肿痛。

【用法与用量】

3~9g；研粉吞服，一次1~3g。外用适量。

药膳组方

※三七水晶鸡

材　　料：三七15～20g，鸡肉1 000g。

制　　法：鸡用调味料涂匀后腌制4～5h，三七放入鸡体内，用蒸笼蒸熟。斩件，淋上汤汁即可。

食疗价值：本品益气养血，有滋补强壮的作用，可用于血崩、产后虚弱。三七可降血压、调节血脂，常用于预防心脑血管系统疾病；鸡肉性温且滋补，二者合用，血压偏高人群亦可适量食用。

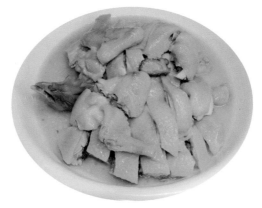

图 26-7　三七水晶鸡

※三七藕蛋羹

材　　料：三七粉5g，鲜藕50g，鸡蛋1枚，油、食盐适量。

制　　法：▲ 将鲜藕洗净，捣烂，绞碎取汁1小杯，煮沸。

　　　　　▲ 鸡蛋放入碗中，加三七粉，搅匀，倒入藕汁，加入油、食盐煮沸即可，温服。

食疗价值：本品养胃、止血。适用于胃痛、胃出血等。

※三七炖猪心

材　　料：三七粉10g，猪心1个（约100g）。

制　　法：猪心洗净，将三七粉纳入猪心中，扎紧。加清水适量，武火煮沸后，改用文火炖煮至猪心熟烂，取出切片，调味服食。

食疗价值：本品益气养心，活血化瘀，可防止冠心病。

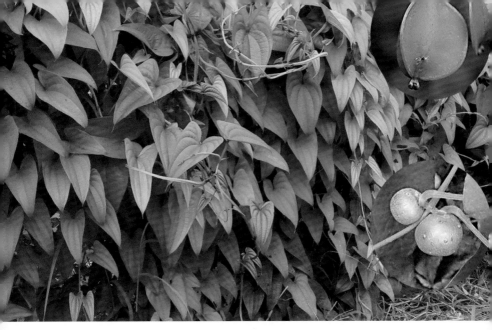

图 27-1 薯蓣原植物

27 山药 DIOSCOREAE RHIZOMA

来源 本品为薯蓣科植物薯蓣 *Dioscorea opposita* Thunb. 的干燥根茎。冬季茎叶枯萎后采挖，切去根头，洗净，除去外皮和须根，干燥，习称"毛山药片"；或除去外皮，趁鲜切厚片，干燥，称为"山药片"；也有选择肥大顺直的干燥山药，置清水中，浸至无干心，闷透，切齐两端，用木板搓成圆柱状，晒干，打光，习称"光山药"。

【原植物形态】

草质藤本，根茎棒状，长33～66cm，可达100cm以上。根少分枝，白色根着生许多须根，黏性，茎细长，可达3.5米。叶对生，叶形多变化，常为心脏形或剪形掌状，叶脉6～9，叶腋间生有株芽（零余子，也叫山药豆、山药蛋），可供繁殖材料，也可食用。白色小花单生。果为蒴果，三棱状扁圆形，外被白粉；种子着生于每室中轴中部，四周有膜质翅。
花期6—9月，果期7—11月。

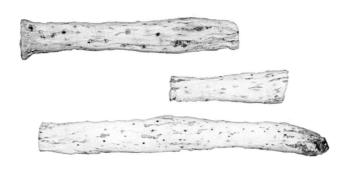

2 cm

图 27-2　毛山药片药材

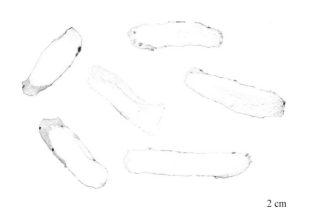

2 cm

图 27-3　山药片药材

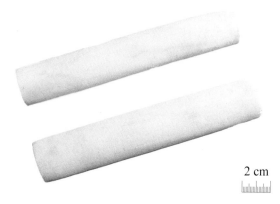

图 27-4 光山药药材

【主要鉴别特征】

■ **毛山药**

本品略呈圆柱形，弯曲而稍扁，长 15～30cm，直径 1.5～6c m。表面黄白色或淡黄色，有纵沟、纵皱纹及须根痕，偶有浅棕色外皮残留。体重，质坚实，不易折断，断面白色，粉性。气微，味淡、微酸，嚼之发黏。

■ **山药片**

为不规则的厚片，皱缩不平，切面白色或黄白色，质坚脆，粉性。气微，味淡、微酸。

■ **光山药**

呈圆柱形，两端平齐，长 9～18cm，直径 1.5～3 cm。表面光滑，白色或黄白色。

■ 山药饮片

取毛山药或光山药，除去杂质，分开大小个，泡润至透，切厚片，干燥。本品呈类圆形或类椭圆形的厚片。表面类白色或淡黄白色，质脆，易折断，切面类白色，富粉性。

①类椭圆形厚片。
②表面类白色或淡黄白色。
③有的残留有浅棕色外皮。

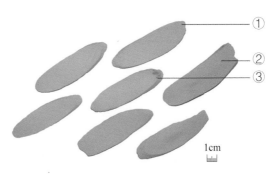

图 27-5 山药斜切片鉴别特征

■ 麸炒山药

取毛山药片或光山药片，用麦麸炒至黄色。本品形如毛山药片或光山药片，切面黄白色或微黄色，偶见焦斑，略有焦香气。

非正品

◆ 广山药

薯蓣科植物山薯 *Dioscorea fordii* Prain et Burkill 或褐苞薯蓣 *Dioscorea persimilis* Prain et Burkill 的干燥根茎。

◎与正品的主要区别点

①略呈圆柱形，两端较细，中间膨大。

②表面浅棕色，外皮残留较多，有的具明显刀削痕，在广山药饮片上这一特征尤其明显。

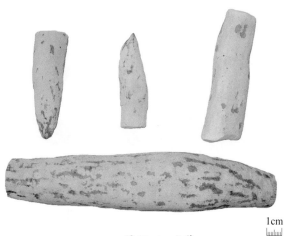

1cm

图 27-6　山薯

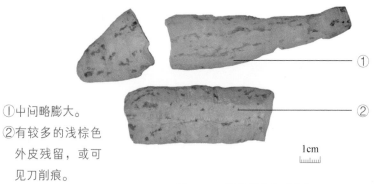

①中间略膨大。
②有较多的浅棕色
　外皮残留，或可
　见刀削痕。

①
②

1cm

图 27-7　褐苞薯蓣鉴别特征

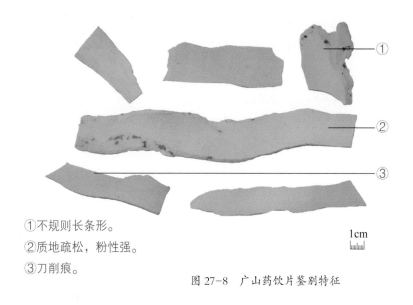

①不规则长条形。

②质地疏松，粉性强。

③刀削痕。

1cm

图27-8　广山药饮片鉴别特征

【功能与主治】

补脾养胃，生津益肺，补肾涩精。用于脾虚食少，久泻不止，肺虚喘咳，肾虚遗精，带下，尿频，虚热消渴。

麸炒山药补脾健胃。用于脾虚食少，泄泻便溏，白带过多。

【用法与用量】

15～30g。

❀❀ 药膳组方 ❀❀

※山药羊肉粥

材　　料：鲜山药200g，羊肉、粳米各150g。

制　　法：▲ 鲜山药去皮，切成小块；羊肉去筋膜切块，备用。

　　　　　▲ 粳米下锅，加水煮之，待米开花时，加入羊肉，保持微沸15min。

　　　　　▲ 加入山药，文火慢煮，不时搅拌以防止山药煮糊，煮至汤稠肉香，加食盐少许调味即可。

食疗价值：此粥有益气温阳、滋阴养血、健脾补肾、固元抗衰的功效，可作为脾肾两虚的食疗补方，尤适宜于小儿、老年体虚气弱者。

※山药炒蛋

材　　料：鲜山药250g，鸡蛋2个（约80g），生姜10g。

制　　法：▲ 鲜山药去皮，洗净，切片；鸡蛋打匀；生姜去皮切丝，备用。

　　　　　▲ 武火热锅，在锅内加入适量食用油，将锅内油加热七成热时，放入生姜丝，煸至香气大出，下山药片，炒软，将山药铲出，备用。

　　　　　▲ 将蛋液倒入锅中，待结成块，再加入山药，炒匀，最后加少许食盐调味即可。

食疗价值：本品健脾开胃，可增加食欲。

※山药面

材　　料：山药200g，鸭蛋2个（120g），面粉适量。

制　　法：将山药磨成泥，加入面粉、水、鸭蛋搅拌，做成面条。

食疗价值：本品可补脾养胃，生津益肺，治诸损百虚。适合脾胃虚弱，尤其是患有慢性胃炎等肠胃疾病人群长期食用。糖尿病消渴、脾虚食少者皆可食用。

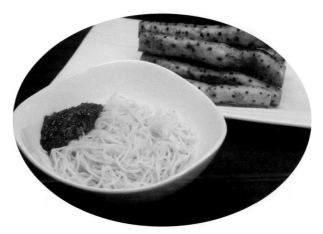

图 27-9　山药面

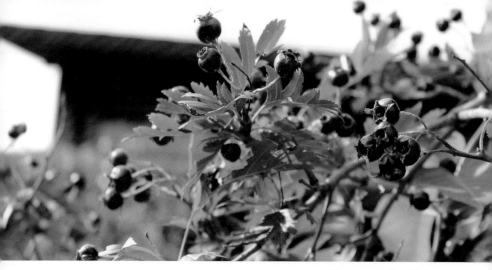

图 28-1　山楂原植物

28 山楂 CRATAEGI FRUCTUS

来源

本品为蔷薇科植物山里红*Crataegus pinnatifida* Bge. var. *major* N. E. Br.或山楂 *Crataegus pinnatifida* Bge.的干燥成熟果实。秋季果实成熟时采收，切片，干燥。

【原植物形态】

1. 山楂

落叶乔木，树皮粗糙，暗灰色或灰褐色；小枝圆柱形，疏生皮孔。单叶互生，叶片宽卵形或三角状卵形，先端短渐尖，基部截形至宽楔形，通常两侧各有3～5羽状深裂片，裂片卵状披针形或带形，先端短渐尖，边缘有不规则重锯齿，上面暗绿色，有光泽，下面沿叶脉有疏生短柔毛；叶柄无毛；托叶草质，镰形，边缘有锯齿。伞房花序，总花梗和花梗均被柔毛；苞片线状披针形，膜质；花萼筒钟状，外面密被灰白色柔毛；萼片三角卵形至披针形，内外两面均无毛，仅在内面顶端有髯毛；花瓣倒卵形或近圆形，白色。果实近球形或梨形，直径1～1.5cm，表面深红色，散有黄白色斑点；种子3～5，外面稍具棱，内面两侧平滑；萼片宿存，或在先端有一圆形凹痕。

2. 山里红

为山楂的变种，果形较山楂大，直径约2.5cm，深亮红色；叶片大，分裂较浅。

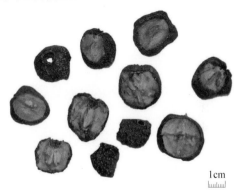

1cm

图 28-2　山楂药材

【主要鉴别特征】

■**山楂**

（1）本品为圆形片，皱缩不平，直径1～2.5cm，厚0.2～0.4cm。

（2）外皮红色，具皱纹，有灰白色小斑点。

（3）果肉深黄色至浅棕色。中部横切片具5粒浅黄色果核，但核多脱落而中空。

（4）有的片上可见短而细的果梗或花萼残迹。

（5）气微清香，味酸、微甜。

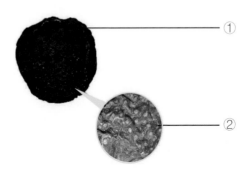

①花萼残迹。

②外皮有灰白色小斑点。　　　　　图 28-3　山楂鉴别特征

■ 炒山楂

本品形如山楂片，果肉黄褐色，偶见焦斑。气清香，味酸、微甜。

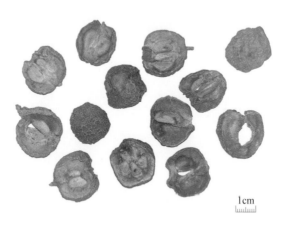

1cm

图 28-4　炒山楂饮片

■ 焦山楂

本品形如山楂片，表面焦褐色，内部黄褐色。有焦香气。

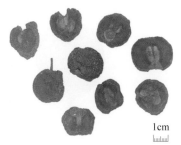

图 28-5　焦山楂饮片

◆ 南山楂

　　本品为蔷薇科植物野山楂*Crataegus cuneata* Sieb. et Zucc. 的干燥果实。

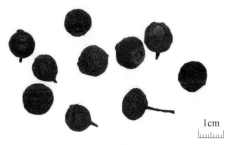

图 28-6　南山楂性状图

◎ **与正品的主要区别点**

　　①本品较正品小，呈类球形，直径0.8～1.4cm，有的压成饼状。

　　②表面棕色至棕红色，具细密皱纹，无灰白色小斑点。

　　③质硬，果肉薄，棕褐色，横切面可见种子5枚。

　　④顶端凹陷，有花萼残迹，基部有果梗或已脱落。

　　⑤气微，味酸涩。

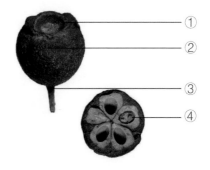

①花萼残迹。

②表皮具细密皱纹。

③果梗。

④种子。

图 28-7　南山楂鉴别特征

【功能与主治】

消食健胃，行气散瘀，化浊降脂。用于肉食积滞，胃脘胀满，泻痢腹痛，瘀血闭经，产后瘀阻，心腹刺痛，胸痹心痛，疝气疼痛，高脂血症。

【用法与用量】

9～12g。

❀ 药膳组方 ❀

※山楂粥

材　　料：山楂15克，粳米50克，冰糖适量。

制　　法：将山楂切片，去核，与粳米煮粥，待近熟时加入冰糖，调匀即成。每日1次，可当早餐食用。

食疗价值：适用于食积停滞、肉食不消以及患高血压、心绞痛、高脂血症者。

※山楂木耳粥

材　　料：山楂 15g，木耳20g，粳米50g。

制　　法：木耳泡发，与山楂、粳米煮粥。

食疗价值：适用于高脂血症、动脉硬化症患者。木耳可抑制胆固醇在血管内壁上沉积和凝结，与山楂合用，可预防冠心病。

※山楂龙利鱼

材　　料：糖醋汁50mL，山楂肉15g，龙利鱼400g，面粉、鸡蛋适量。

制　　法：龙利鱼肉加入调味料腌制30min，用面粉、鸡蛋调成蛋浆裹在鱼肉上，炸熟至金黄色，浇上放入山楂肉的糖醋汁即可。

食疗价值：山楂味酸、甘，消食健胃、化浊降脂；龙利鱼含高蛋白、抗动脉粥样硬化，二者合用，在美味的同时，山楂可以有效缓解油炸龙利鱼的滋腻，防止肉食积滞。

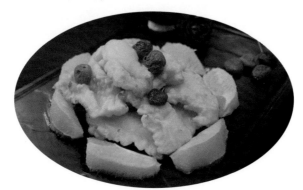

图 28-7 山楂龙利鱼

29 天麻 GASTRODIAE RHIZOMA

来源 为兰科植物天麻 *Gastrodia elata* Bl.的干燥块茎。立冬后至次年清明前采挖，立即洗净，蒸透，敞开低温干燥。

【原植物形态】

　　与蜜环菌共生植物。块茎肥厚，椭圆形，肉质，具较密的节，节上有许多鞘，三角状宽卵形。茎圆柱形，橙黄色、黄色、灰棕色或蓝绿色，茎上无绿叶，下部被数枚膜质鞘。总状花序顶生，花30~50朵；花苞片膜质，长圆状披针形；花近直立，橙黄、淡黄、蓝绿或黄白色；萼片和花瓣合生，顶端具5枚裂片；唇瓣长圆状卵圆形，3裂，上面具乳突，边缘有不规则短流苏。蒴果倒卵状椭圆形。

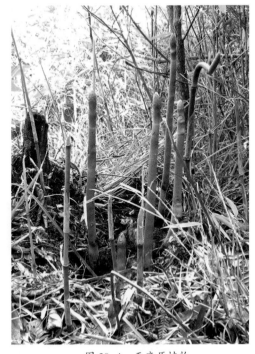

图 29-1　天麻原植物

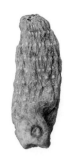 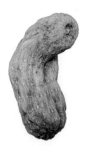

图 29-2　天麻药材

【主要鉴别特征】

■ **天麻（个）**

本品呈椭圆形或长条形，略扁，皱缩而稍弯曲，长3～15cm，宽1.5～6cm，厚0.5～2cm。表面黄白色至黄棕色，有纵皱纹（老姜皮）及由潜伏芽（芝麻点）排列而成的横环纹多轮，有时可见棕褐色菌素。顶端有红棕色至深棕色鹦嘴状的芽或残留茎基（鹦哥嘴）；另端有圆脐形疤痕（肚脐眼）。质坚硬，不易折断，断面较平坦，黄白色至淡棕色，角质样。气微，味甘。

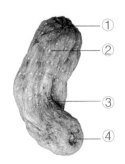

①鹦哥嘴。
②芝麻点。
③老姜皮。
④肚脐眼。

图 29-3　天麻（个）鉴别特征

■ 天麻（片）

为纵切的薄片，黄白色至淡棕色，半透明，角质样。

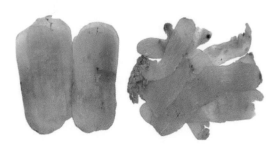

图 29-4　天麻饮片

非正品

◆ 紫茉莉根

为紫茉莉科植物紫茉莉 *Mirabilis jaiapa* L.的根。表面黄白色或黄棕色，有纵皱纹和凹陷的细根痕，无环状节。断面角质样，有数个黄白色同心性环纹及白色维管束，中央可见木心。味淡，嚼之有刺喉感，有毒。

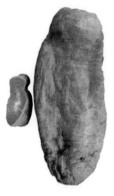

图 29-5　紫茉莉

◆ 竹芋

为竹芋科植物竹芋*Maranta arundinacea* L.的根茎。本品呈纺锤形，顶端有茎残基，另端有一圆形疤痕。表面黄白色至黄褐色，有较密的环节；节间密布纵皱纹，节上有纤维状鳞叶残迹并系数可见根痕。质坚硬，不易折断，断面略呈角质样，并可见黄白色的点状纤维束。

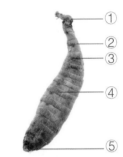

①茎残基。
②环节。
③根痕。
④节间纵纹。
⑤圆形疤痕。

图 29-6　竹芋鉴别特征

◆ 羽裂蟹甲草

呈纺锤形或长条形，稍扁略弯曲，两端稍尖似羊角。表面淡灰黄色或棕黄色，未除去外皮者环节明显，有不规则纵皱或沟纹，散有须根或点状突起的须根痕。断面稍角质样，灰白色或黄白色。味微甜。

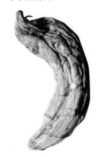

图 29-7　羽裂蟹甲草

◆ 马铃薯

呈类圆形或长卵形，压扁状。表面黄白色或浅黄棕色，具不规则纵皱纹及浅沟纹，无环纹，底部无疤痕。断面角质样，浅黄白色或浅黄棕色。味淡、微甜，嚼之有马铃薯味。

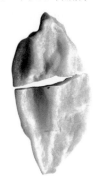

图 29-8　马铃薯

◆ 大理菊

呈扁椭圆形、椭圆形或纺锤形，微弯曲，两端稍尖或压扁成一端细长，另一端半圆形，似袋状。顶端具茎基痕，表面黄白色或淡黄棕色，有宽纵沟，无环纹及环节。质硬而脆，断面纤维性，类白色或浅棕色，有木心或中空。味淡，嚼之黏牙。

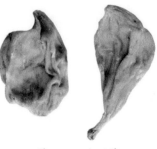

图 29-9　大理菊

◆ 淀粉伪制的"天麻"

淀粉蒸至近熟，用砂纸包好后压模伪制。呈椭圆形，略扁，顶部有伪制鹦哥嘴。表面黄白色至淡黄棕色，具不规则纵皱纹，无横环纹。质坚硬，断面黄色或黄白色，无散在维管束。用水湿润表皮后，可将表层的砂纸刮下。

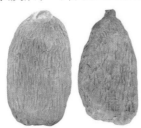

图 29-10　淀粉伪制

◆ 二氧化硫残留量超标的天麻

为了使天麻色泽鲜艳，不法商贩在加工天麻的过程中常用硫黄熏制天麻。由于硫黄熏制过后的天麻表面残留有较多的亚硫酸盐，长期服用会对人的呼吸道、消化道黏膜，以及肝肾功能有严重损害。可用二氧化硫快筛试剂盒（广东省药品

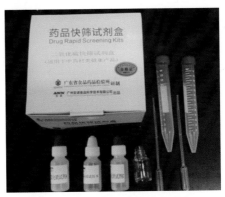

图 29-11　二氧化硫快筛试剂盒

检验所研制，广州安诺食品科学技术有限公司出品）进行快速的筛查。

◎ 操作方法

取天麻适量，剪碎或敲碎成细颗粒，装入离心管至离心管表面刻度5~6ml处，加入纯净水至离心管刻度13ml处，拧紧管盖，大力振摇5s，1min后再振摇5s，静置2min后，取上清液1ml至塑料瓶中。向塑料瓶中加1滴二氧化硫试剂C，摇匀；再加2滴二氧化硫试剂A，摇匀；最后加2滴二氧化硫试剂B，摇匀，静置5min后观察结果。溶液颜色比标准色红，提示样品中亚硫酸盐残留量（以二氧化硫计）可能超过国家标准规定的限度（400mg/kg）。

标准色A   标准色B   标准色C

图 29-12   二氧化硫标准比色卡

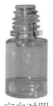   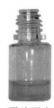   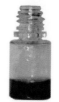

空白对照   无硫天麻   二氧化硫残留量超标的天麻

图 29-13   天麻二氧化硫快筛结果

【功能与主治】

息风止痉，平抑肝阳，祛风通络。用于小儿惊风，癫痫抽搐，破伤风，头痛眩晕，手足不遂，肢体麻木，风湿痹痛。

【用法与用量】

3～10g。

❀ 药膳组方 ❀

※天麻山药炖乳鸽

材　　料：鲜天麻、鲜山药、葱白段各100g，乳鸽4只（约800g），猪肉、熟猪肚片、猪腰子各250g，水发绿豆粉条、莴笋、藕各150g，豆腐干200g，生姜片25g，料酒35g，食盐10g，胡椒粉3g，鸡汤3 000ml。

制　　法：▶将高压锅置于火上，锅内加入鸡汤、天麻、山药、乳鸽块、生姜片、猪肉、藕片、豆腐干、猪腰子、猪肚、料酒、胡椒粉、食盐、葱白段。

　　　　　▶先开盖煮沸，除去浮沫，加高压煮10min。

　　　　　▶加入其他食材，煮沸后。即可。

食疗价值：具有补肝益肾、健胃、健脾、补气益肺、滋肾固精等功效。可治疗病后虚弱、阳痿早泄、消渴症、妇女血虚、月经不调和闭经、头痛、眩晕等症。

※天麻鸭

材　　料：鲜天麻100g，生地黄30g，水鸭1只（约500g）。

制　　法：将水鸭宰杀，去毛及内脏，与洗净切片的天麻、生地黄共炖熟，加食盐调味。

食疗价值：滋阴潜阳，平肝息风。适用于阴虚阳亢，目眩头晕，耳鸣头痛，口苦咽干等症。

※天麻炖鱼头

材　　料：天麻片9g，白芷3g，川芎3g，鱼头1个（约250g）、胡椒适量。

制　　法：将上述材料洗净，放入适量清水，慢火炖2h，加食盐调味。

食疗价值：平肝息风，行气活血。适用于高血压、动脉硬化、梅尼埃病、头风所致的头痛等。

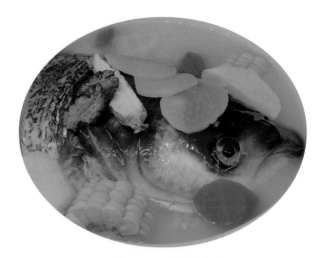

图 29-14　天麻炖鱼头

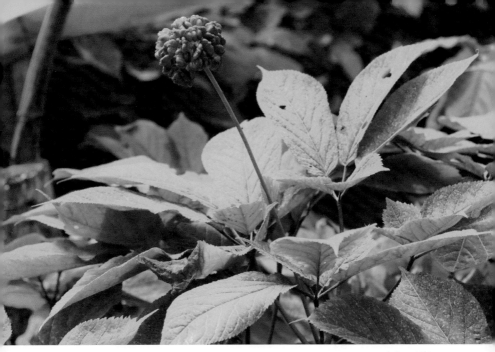

图 30-1　西洋参原植物

30 西洋参 PANACIS QUINQUEF OLII RADIX

来源　本品为五加科植物西洋参*Panax quinquefolium* L. 的干燥根。均系栽培品，秋季采挖，洗净，晒干或低温干燥。

【原植物形态】

多年生草木，全体无毛。主根肉质，呈圆柱形或纺锤形，有时呈分歧状。根茎短。茎圆柱形，略具棱。掌状复叶轮生于茎顶，常3～4枚；小叶片5枚，膜质，广卵形至倒卵形，先端突尖，基部楔形，叶缘有粗锯齿，最下面的两小叶最小。伞形花序顶生，由20～80朵小花集成球形。总花梗与叶柄近等长或略长；绿色花萼钟状，先端5齿裂；花被5，绿白色，矩圆形。浆果扁球形，多数集成头状，成熟时鲜红色。花期7月。果期9月。

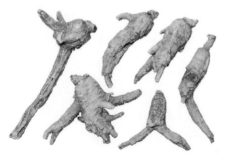

进口原装西洋参

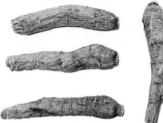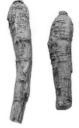

西洋参长枝

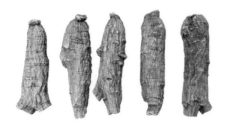

西洋参短枝

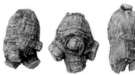

西洋参泡粒

图 30-2　西洋参药材

【主要鉴别特征】

本品呈纺锤形、圆柱形或圆锥形，长3～12cm，直径0.8～2cm。表面浅黄褐色或黄白色，可见横向环纹和线形皮孔状突起，并有细密浅纵皱纹和须根痕。主根中下部有一至数条侧根，多已折断。有的上端有根茎（芦头），环节明显，茎痕（芦碗）圆形或半圆形，具不定根（芋）或已折断。体重，质坚实，不易折断，断面平坦，浅黄白色，略显粉性，皮部可见黄棕色点状树脂道，形成层环纹棕黄色，木部略呈放射状纹理。气微而特异，味微苦、甘。

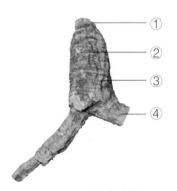

① 根茎(芦头)。

② 横向环纹及线形皮孔状突起。

③浅纵皱纹及须根痕。

④ 侧根。

图 30-3　西洋参鉴别特征

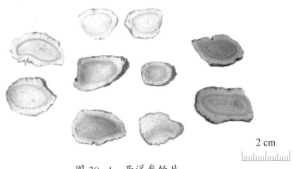

2 cm

图 30-4　西洋参饮片

非正品

◆ **人参**

　　为五加科植物人参的干燥根，经加工而冒充西洋参。外观呈圆柱形、纺锤形或片状。表面黄白色，皮粗糙。质地较轻泡。西洋参致密，放射纹明显，人参切面略松泡，有的可见裂隙，放射纹不明显。味淡，后稍苦。

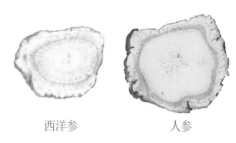

西洋参　　　　　　　　人参

图 30-5　人参与西洋参切面对比

◆ **农药残留量超标的西洋参**

　　在种植西洋参的过程中，可能会由于杀虫剂的滥用而导致西洋参的农药残留量超标。使用农药残留快筛试剂盒（广东省

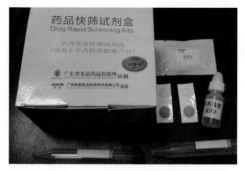

图 30-6　农药残留快筛试剂盒

药品检验所研制，广州安诺食品科学技术有限公司出品）进行检测，可以初步筛查样品的农药残留。

◎ 操作方法

取本品适量，剪碎成粗颗粒，装入离心管至约一半容积，滴加农药残留试剂A 10滴，再加入约10ml纯净水。拧紧管盖，大力振摇约30s，静置2min后再大力振摇约30s，静置。取上层清液倒入离心管盖中，取一片检测卡，把白色药片浸泡在管盖中，放置10min进行预反应。将速测卡对折，用手将两片药片紧捏在一起3~4min。每次检测应设一个纯净水的空白对照卡。

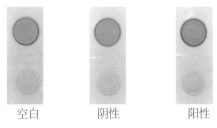

空白　　　　阴性　　　　阳性

图30-7　西洋参农药残留快筛结果

◎ 结果判定

阴性（－）：样品的白色药片与空白对照卡变成同样的天蓝色，则为阴性。

阳性（＋）：样品的白色药片变为其他颜色（包括浅于对照卡的蓝色），则判为阳性。

【功能与主治】

补气养阴，清热生津。用于气虚阴亏，虚热烦倦，咳喘痰血，内热消渴，口燥咽干。

【用法与用量】

3~6g，另煎兑服。

药膳组方

※西洋参石斛炖水鸭

材　　料：西洋参9g，石斛12g，
水鸭1只（约600g），
龙眼肉10g，枸杞子
10g，瑶柱10g，姜
片，食盐少许。

制　　法：水鸭斩件洗净，与其他
材料一起放入炖盅，加
适量清水，慢火炖4h，
加食盐调味。

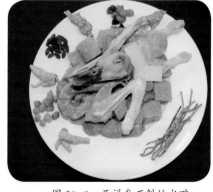

图 30-8　西洋参石斛炖水鸭

食疗价值：西洋参补气养阴，清热生津；石斛益胃生津，滋
阴清热；水鸭有滋阴的功效。适合内热，胃热气
虚，症见口干烦渴，烦躁失眠，病后虚热，骨蒸
劳热，目赤目干的人群饮用。

※洋参龙眼饮

材　　料：龙眼肉30g，西洋参片3g，冰糖5g。

制　　法：将三味同放入蒸碗中，加水适量，上笼蒸2h，至稀膏状，起锅备饮。

食疗价值：具有益气养血、滋阴安神的作用，用于气阴两虚、心脾不足所致的心悸、失眠多梦，健忘脑衰，面唇淡白等症。

※洋参瘦肉汁

材　　料：西洋参（片）20g，猪瘦肉150g。

制　　法：猪瘦肉剁成肉末，与西洋参拌匀，一同放入炖盅。在炖盅里加300ml水，隔水炖2h即可。

食疗价值：西洋参性凉，可以补气养阴，清热生津。与猪瘦肉共炖，起到平补的作用，对内火过旺导致的口干口渴、虚热烦躁有很好的缓解作用。

※洋参胡桃汤

材　　料：胡桃仁25g，西洋参15g，生姜5g。

制　　法：西洋参制成粗粉，胡桃仁捣碎，用水250ml共同煎煮为饮，睡前频频咽下。

食疗价值：此汤具有补益肺肾、纳气定喘之功效，用于肺肾气虚，不能纳气归原所致的喘急气短，甚至不能平卧者。老年肺肾气阴两虚之喘症，尤宜服用本品。

中文名索引